高级卫生专业技术资格考试用书
全科医学模拟试卷（一）

主　编　王承明

编　者　(按姓氏笔画排序)

于　涛　王红徽　王承明

刘艳君　孙丽娜　李　东

李　瑞　张　彤　张黎黎

董　慧

中国协和医科大学出版社

北　京

模拟试卷（一）

一、单选题（以下每道考题有5个备选答案，请选择1个最佳答案）

1. 以下哪项不属于疾病统计指标（　）。
   A. 发病率
   B. 罹患率
   C. 患病率
   D. 病死率
   E. 出生率

2. 青春期是指从儿童期到成人期所经历的一个转变时期，世界卫生组织（WHO）将青春期的年龄范围规定为（　）。
   A. 8~10岁
   B. 10~18岁
   C. 10~20岁
   D. 9~20岁
   E. 10~22岁

3. 全科医疗中病人管理的基本内容不包括（　）。
   A. 问诊
   B. 开处方
   C. 转诊
   D. 告诫或建议
   E. 安慰和解释

4. 全科医生最常采用的临床策略是（　）。
   A. 排除法
   B. 归纳法
   C. 穷尽推理法
   D. 假说–演绎法
   E. 模型辨认法

5. 衡量疾病预后最常用的指标是（　）。
   A. 病死率
   B. 继发率
   C. 患病率
   D. 感染率
   E. 引入率

6. 新生儿期是指（　）。
   A. 从出生脐带结扎开始到生后满28天
   B. 从出生1个月到满1周岁
   C. 从出生脐带结扎开始到生后满2个月
   D. 从1周岁到满3周岁前
   E. 从3周岁到入小学前

7. 初种麻疹减毒活疫苗的时间是（　）。
   A. 生后1个月
   B. 生后3个月
   C. 生后6个月
   D. 生后8个月
   E. 4岁时加强一次

8. 重度急性一氧化碳中毒血中COHb可高于（　）。
   A. 20%
   B. 30%
   C. 40%
   D. 50%
   E. 60%

9. 对镇静催眠药物中毒的处理要点，描述错误的是（　）。
   A. 维持有效气体交换和血容量
   B. 经口服中毒，清醒者给予催吐和洗胃，昏迷者宜插管洗胃
   C. 可适当选用呼吸兴奋剂，如贝美格、

尼可刹米、戊四氮，具有促进清醒和兴奋中枢的作用
D. 静脉注射纳洛酮有助于缩短昏迷时间
E. 碱化尿液，静脉注射 3% 碳酸氢钠，可促进巴比妥经肾脏排泄

10. 引起婴儿佝偻病的主要原因是（　）。
A. 缺乏维生素 A
B. 缺乏维生素 B
C. 缺乏维生素 C
D. 缺乏维生素 D
E. 食物中钙、磷比例不当

11. 产褥期变化最大的器官是（　）。
A. 乳房
B. 卵巢
C. 阴道
D. 输卵管
E. 子宫

12. 男性，65 岁，慢性咳嗽、咳痰 13 年，气急 2 年，逐渐加重。胸部 X 线片显示肋间隙增宽，双肺透亮度增加，两下肺纹理紊乱。最可能的诊断是（　）。
A. 慢性支气管炎
B. 肺源性心脏病
C. 支气管周围炎
D. 支气管扩张
E. 慢性支气管炎、肺气肿

13. 治疗斑疹伤寒的首选药应该是（　）。
A. 青霉素 G
B. 氯霉素
C. 四环素
D. 红霉素
E. 庆大霉素

14. 异位妊娠最常见的着床部位是（　）。
A. 输卵管
B. 腹腔
C. 卵巢
D. 子宫角
E. 子宫颈

15. 女性，27 岁，月经频发，经血量正常，婚后 3 年未孕，前来就诊。查体：子宫正常大小，双附件无异常，基础体温呈双相型。最可能的诊断是（　）。
A. 卵巢癌
B. 子宫肌瘤
C. 黄体功能不全
D. 子宫内膜脱落不全
E. 子宫内膜炎

16. 关于小儿肺炎的临床表现，叙述不正确的是（　）。
A. 三凹征
B. 呼吸音减弱
C. 吸气喘鸣
D. 发绀
E. 呼吸频率增快

17. 对癔症的处理要点，描述错误的是（　）。
A. 分离（转换）性障碍发作时，应反复询问病史和反复检查
B. 治疗中宜将家属撤离患者身旁，避免患者家属流露出紧张情绪和过分给予患者照顾
C. 根据不同诱因和病情，采用支持性、解释性、分析性或暗示性心理治疗
D. 配合药物治疗，以控制和缓解精神症状，改善情绪，以便有效地进行心理治疗
E. 针对躯体症状给予针刺或电刺激等物理治疗，配合言语暗示和功能训练，促进恢复

18. 急性闭角型青光眼发作时，正确的处理措施是（ ）。
A. 检查视野
B. 用阿托品滴眼液点眼
C. 手术治疗
D. 用毛果芸香碱滴眼液点眼
E. 根据视盘水肿情况脱水治疗

19. 男性，30 岁，双侧鼻塞，呈持续性、渐加重。鼻镜检查见双下鼻甲肥厚，呈桑葚样改变，触之不凹陷。最可能的诊断是（ ）。
A. 萎缩性鼻炎
B. 慢性单纯性鼻炎
C. 血管运动性鼻炎
D. 慢性肥厚性鼻炎
E. 变应性鼻炎

20. 龋病破坏牙体硬组织而形成的龋洞可选择的治疗方法是（ ）。
A. 药物治疗
B. 充填治疗
C. 再矿化治疗
D. 自行修复
E. 以上均可

21. 对传染性软疣的特征性皮损描述正确的是（ ）。
A. 扁平丘疹
B. 毛囊丘疹，中央有角栓
C. 丝状突起，顶端角化
D. 豌豆粒大小的角质增生性突起
E. 半球形丘疹，中央有脐凹，蜡样光泽

22. 精神分裂症的情感障碍主要表现为（ ）。
A. 情绪低落
B. 情绪高涨
C. 情感不协调
D. 情绪不稳
E. 满足感

23. 慢性肺疾患康复治疗的主要目的是（ ）。
A. 增强腹肌活动
B. 增强膈肌活动
C. 增强肋间外肌活动
D. 增强肋间内肌活动
E. 增强辅助呼吸肌活动

24. 动脉采血主要用于以下哪项检查（ ）。
A. 血糖监测
B. 血气分析
C. 血氨检查
D. 电解质检查
E. 常规生化项目测定

25. 食管癌最常见的发病部位是胸部中段，最主要的转移途径是淋巴结转移，最常转移的淋巴结为（ ）。
A. 颈部淋巴结
B. 腹腔淋巴结
C. 贲门淋巴结
D. 上纵隔淋巴结
E. 食管旁及肺门淋巴结

26. 关于急性乳腺炎的健康指导，叙述不正确的是（ ）。
A. 保持乳汁通畅，乳头清洁，防止内陷
B. 每次哺乳后要将乳汁吸尽
C. 乳头破溃、皲裂时不应用吸乳器吸尽乳汁
D. 使用棉布乳罩托起下垂乳房
E. 急性炎症应及时就医

27. CT 与 X 线平片相比，以下描述不正确的是（ ）。
A. CT 密度分辨率更高

B. CT以CT值说明组织密度的高低程度

C. CT空间分辨率更高

D. CT检查费用更高

E. CT显示软组织构成的器官明显优于X线平片

28. 男性，57岁，反酸、上腹痛10年，每次持续1个月左右，未系统治疗。近半年，持续腹痛不能缓解，无反酸，伴头晕，乏力，消瘦，低热。查体：贫血貌，剑突下压痛（+），未触及异常包块，肠鸣音正常。最可能的诊断是（　）。

A. 胃癌

B. 十二指肠溃疡

C. 胃溃疡

D. 萎缩性胃炎

E. 胆汁反流性胃炎

29. 以下哪项不属于蛛网膜下腔出血的常见并发症（　）。

A. 急性脑积水

B. 颅内感染

C. 再出血

D. 迟发性脑积水

E. 脑血管痉挛

30. 关于急性心肌梗死的处理要点，描述错误的是（　）。

A. 卧床休息，消除焦虑，吸氧

B. 长期给予镇痛剂

C. 监护血压、心率、心律及呼吸等生命体征

D. ST段抬高心肌梗死应尽早行心肌再灌注治疗

E. 积极治疗并发症

31. 某患者的心电图图形如下图，最可能的诊断是（　）。

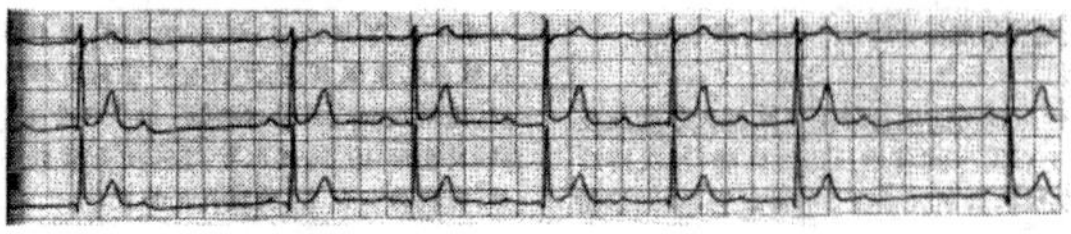

A. 一度房室传导阻滞

B. 二度Ⅰ型房室传导阻滞

C. 二度Ⅱ型房室传导阻滞

D. 三度房室传导阻滞

E. 高度房室传导阻滞

32. 尿路感染最常见的致病菌是（　）。

A. 变形杆菌

B. 肠链球菌

C. 副大肠杆菌

D. 大肠埃希菌

E. 金黄色葡萄球菌

33. 急性白血病的主要诊断依据是（　）。

A. 出血

B. 发热

C. 骨髓象

D. 血象

E. 贫血

34. 急性病毒性肝炎最早出现的肝功能变化是（　）。

A. A/G比例倒置

B. 清蛋白降低

C. 凝血酶原时间延长

D. 冬氨酸氨基转移酶升高

E. 丙氨酸氨基转移酶升高

35. 对肾综合征出血热的处理措施，描述不正确的是（　）。

A. 发热期的治疗原则是控制感染、减轻外渗、改善中毒症状和预防弥散性血管内凝血。抗病毒治疗应在发病4~7日内应用

B. 低血压休克期要积极补充血容量、纠正酸中毒和改善微循环障碍
C. 少尿期可采取“稳、促、导、透”的原则，即稳定机体内环境、促进利尿、导泻和透析治疗
D. 多尿期治疗原则是维持电解质平衡，防治继发感染。补液以口服为主，输液量为尿量的30%~50%
E. 恢复期注意补充营养，定期复查肾功能

二、多选题（以下每道考题有5个备选答案，每题至少有2个正确答案）

1. 关于初级卫生保健的描述，正确的有（　）。
A. 从居民的需要和利益来看，初级卫生保健是一种必不可少的、人人都能享有和充分参加的、费用为人民自己负担的卫生保健
B. 从技术方法上看，初级卫生保健是切实可行的、学术上是可靠的、为社会和社区的个人、家庭所乐于接受的卫生保健
C. 从在卫生工作中的地位和作用来看，初级卫生保健为全体居民提供最基本的卫生保健服务，是最基层的卫生保健组织，是卫生系统的核心部分，是卫生保健最基础的工作
D. 从政府部门的职责和任务来看，初级卫生保健是各级政府的重要职责，是各级政府为人民服务、关心人民健康的重要体现
E. 从社会经济发展来看，初级卫生保健是社会经济发展的重要组成部分，是社会主义精神文明建设的重要内容，是城乡社会保障体系的重要组成部分

2. 家庭功能主要包括（　）。
A. 传授社会技巧和知识
B. 发展建立人际关系能力
C. 经济收入公开，共同享用
D. 满足家庭成员基本生理需要
E. 满足人们爱和被爱的情感需要

3. 关于健康教育和健康促进的描述正确的有（　）。
A. 健康促进比健康教育意义更为广泛
B. 健康教育的教育活动是有组织、有系统和有评价的活动
C. 健康促进应以健康教育为先导，否则就缺乏基础，而健康教育若不向健康促进发展，其作用就会受到极大限制
D. 健康教育着重于健康知识的传播，一般不重视人们行为的改变
E. 健康促进是包括健康教育及能促使行为和环境有益于健康的相关政策、法规、组织的综合

4. 急性输卵管妊娠破裂的临床表现有（　）。
A. 下腹压痛、反跳痛
B. 移动性浊音（+）
C. 后穹隆穿刺吸出不凝血液
D. 高热
E. 宫颈举痛，子宫漂浮感

5. 关于解磷定对急性有机磷农药中毒的作用，叙述正确的是（　）。
A. 无视物模糊
B. 解磷定与阿托品合用最理想
C. 解磷定可解除烟碱样和毒蕈碱样作用
D. 解磷定6小时内使用更好，但连续使用不超过5天
E. 急性有机磷农药中毒时解磷定对已老化的胆碱酯酶无复活作用，应尽早使用

6. 男性，43 岁，10 天前右股部外伤，X 线片提示无骨折，超声检查未见血肿，3 天后右腿疼痛加重并有发热 38.5℃，2 天后体温上升到 39℃，并伴有寒战，拟诊断为右股深部脓肿。下列表现中符合患者病情的是（　）。
A. 穿刺有脓
B. 局部红肿明显
C. 局部压痛不明显
D. 有全身症状
E. 局部有波动感

7. 肠梗阻的处理原则正确的是（　）。
A. 首先纠正水电解质及酸碱平衡紊乱
B. 单纯性机械性肠梗阻先用非手术治疗，6~12 小时不能缓解者，手术治疗
C. 麻痹性肠梗阻用手术疗法，需同时治疗全身或腹腔感染，纠正水电解质紊乱
D. 绞窄性肠梗阻用非手术疗法
E. 结肠梗阻尽早手术治疗

8. 对接种卡介苗的描述，正确的有（　）。
A. 患有慢性疾病的患儿禁忌接种卡介苗
B. 患急性传染病愈后 1 个多月禁忌接种卡介苗
C. 可减少儿童结核性脑膜炎的发生
D. 卡介苗足以预防感染，可显著降低儿童发病率及严重性
E. 接种卡介苗后 2~3 周，局部出现红肿、破溃，数周内自行痊愈

9. 风湿性疾病的临床特点包括（　）。
A. 免疫学异常表现复杂
B. 病程多呈慢性经过
C. 临床表现差异很大
D. 对治疗反应的个体差异不大
E. 反复发作与缓解交替出现

10. 关于 2 型糖尿病，叙述错误的是（　）。
A. 胰岛功能正常
B. 中老年患者多见，从不发生酮症
C. 30 岁前发病患者往往症状严重，需应用胰岛素
D. 老年发病者不需使用胰岛素治疗
E. 胰岛素抵抗是 2 型糖尿病的特征之一

11. 肺结核的临床类型包括（　）。
A. Ⅰ型：原发型肺结核
B. Ⅱ型：血行播散性肺结核
C. Ⅲ型：继发性肺结核
D. Ⅳ型：结核性胸膜炎
E. Ⅴ型：肺外结核

12. 巨幼细胞贫血的检查包括（　）。
A. 血清间接胆红素增高
B. 胃酸降低实验阳性
C. 血象提示小细胞性贫血
D. 空腹血清胃泌素显著增高
E. 尿高半胱氨酸 12 小时排泄量增加

13. 尿道下裂的临床分型包括（　）。
A. 海绵体型
B. 会阴型
C. 阴囊型
D. 阴茎型
E. 阴茎头型

14. 急性糜烂性胃炎的临床表现有（　）。
A. 起病前必有明显不适
B. 大多数患者可找到病因
C. 出血量大，常难以自止
D. 消化不良的症状常被原发病掩盖
E. 往往以下消化道出血为主要表现

15. 关于上呼吸道感染的治疗原则，叙述正确的是（　）。
A. 预防并发症
B. 一般治疗，休息，多饮水
C. 早期积极使用抗生素

D. 注意呼吸道隔离
E. 高热者给予退热治疗，高热抽搐者，给予镇静、止惊等处理

16. 风湿热的典型表现是（　）。
A. 半数以上患者有发热，热型不规则，年龄小的儿童多见高热，成人多为中等度发热
B. 舞蹈病多发于儿童，4~7 岁儿童较多见，成人很少发生，主要由风湿炎症侵犯基底节所致
C. 关节炎呈游走性关节肿痛，多发性，同时侵犯多个大关节
D. 心脏炎是临床上最重要的表现，主诉有心悸、气短、心前区不适、疼痛等
E. 皮肤出现环形红斑和皮下结节，比较少见，常为一过性

17. 主动脉瓣关闭不全引起心绞痛时，可选择的处理方式为（　）。
A. 药物治疗效果不佳
B. 可用卡托普利
C. 可用美托洛尔
D. 可用维拉帕米
E. 可用二硝酸酯异山梨醇酯

18. 短暂性脑缺血发作的高危因素包括（　）。
A. 糖尿病
B. 高血压
C. 心脏病
D. 高脂血症
E. 脑动脉瘤

19. 下列疾病中咳嗽时伴有大量脓痰的是（　）。
A. 急性支气管炎初期
B. 支气管扩张
C. 空洞型肺结核并发感染
D. 肺脓肿
E. 支气管胸膜瘘

20. 原发性闭经的原因包括（　）。
A. 发生在青春期前的垂体肿瘤
B. 先天性卵巢缺如或结构不良，如先天性卵巢发育不全
C. 全身性疾病，如青春期前后严重的营养不良、重症结核病
D. 青春期前的先天性肾上腺皮质增生、肾上腺皮质肿瘤
E. 生殖器先天畸形，如无子宫、实体子宫、处女膜闭锁、阴道闭锁等

三、案例分析题（每个案例至少有 3 个提问，每个提问有多个备选答案，其中正确答案有 1 个或几个）

（1~4 题共用题干）

男性，38 岁，1 小时前突然感觉双颞侧剧烈头痛，面色苍白，急送入院。途中曾呕吐胃内容物一次，神志不清、遗尿、全身抽搐约 2 分钟，入院后约 10 分钟苏醒，醒后诉头痛及颈痛。既往体健。

1. 该患者可能的诊断是（　）。
A. 脑出血
B. 脑肿瘤出血
C. 病毒性脑膜炎
D. 脑蛛网膜下腔出血
E. 脑脓肿
F. 脑栓塞
G. 急性化脓性脑膜炎

2. 查体：痛苦面容，神志清楚，对答切题，各对脑神经检查未见异常，四肢肌力与肌张力均正常，深浅感觉正常，颈强直，

双侧 Kernig's 征（+）。为明确诊断，应尽快作哪项检查（　）。
A. X 线胸片
B. 头颅 CT
C. 心电图
D. 头颅 MRI 和 MRA
E. 血常规
F. 血气分析

3. 头颅 CT 提示为脑蛛网膜下腔大量出血，还需要进行哪些检查（　）。
A. 脑部 DSA
B. 出凝血功能
C. 脑电图
D. 血常规
E. X 线胸片
F. 头颅 MRI
G. 心电图

4. 脑蛛网膜下腔出血最常见的病因是（　）。
A. 肿瘤
B. 结缔组织病
C. 脑血管炎
D. 脑血管畸形
E. 血液病
F. 颅内动脉瘤

（5~9 题共用题干）

男性，56 岁，发现血压升高 6 年，血脂增高 1 个月。患者 6 年前体检时发现血压升高，最高达 160/100mmHg，无头晕、头痛、胸闷、心悸等，不规律服药，血压控制不理想。1 个月前查血清 TC 7.25mmol/L，TG 3.1mmol/L，LDL-C 4.7mmol/L，HDL-C 1.10mmol/L，否认有糖尿病、冠心病病史。平时缺乏运动。查体：BP 150/96mmHg，心肺未发现异常，心电图正常。

5. 该患者考虑的诊断是（　）。
A.（1）高血压病Ⅰ期　高危；（2）混合型高脂血症
B.（1）高血压病Ⅱ期　高危；（2）混合型高脂血症
C.（1）高血压病Ⅱ期　高危；（2）高三酰甘油血症
D.（1）高血压病Ⅱ期　极高危；（2）高胆固醇血症
E.（1）高血压病Ⅱ期　极高危；（2）混合型高脂血症

6. 该病例的诊断依据是（　）。
A. 不规律服药
B. 高血压史 6 年，查体 BP 150/96mmHg
C. 无糖尿病史及靶器官损害
D. 男性患者，年龄大于 55 岁，缺乏运动
E. 胆固醇及三酰甘油升高，低密度胆固醇偏高，高密度胆固醇偏低

7. 该患者应首选以下哪种降脂药物进行治疗（　）。
A. 他汀类药物
B. 贝特类药物
C. 烟酸 + 贝特类药物
D. 烟酸
E. 贝特类药物 + 他汀类药物

8. 服用上述首选降脂药物后，应注意监测哪些项目的变化（　）。
A. 血脂
B. 肝功能
C. 肾功能
D. 肌酸激酶
E. 以上均是

9. 高血压患者出现以下哪些症状时应立即复诊（　）。
A. 头晕、头痛
B. 恶心、呕吐
C. 视物模糊、眼痛

D. 心前区疼痛
E. 心悸、胸闷
F. 四肢麻木、水肿、间歇性跛行

（10~15 题共用题干）

女性，33 岁，妊娠 36 周。因食欲缺乏 3 天、发热伴咳嗽 2 天、意识模糊、烦躁半天急诊入院。有慢性乙肝病史 10 年。查体：R 28次/分，P 88次/分，BP 120/75mmHg。神志恍惚；巩膜中度黄染，有肝掌，颈部可见散在分布的蜘蛛痣；右下肺闻及湿啰音，心脏听诊无明显异常；腹软。血红蛋白 90g/L，白细胞 11×10^9/L，N 0.80；血糖 7.0mmol/L，尿糖（+），尿镜检（-），血气分析正常。

10. 该患者可能的诊断是（　）。
A. 糖尿病酮症酸中毒
B. 肺部感染
C. 肝性脑病
D. 慢性乙型肝炎
E. 尿毒症
F. 高渗性非酮症糖尿病昏迷

11. 为明确诊断，需要进行的检查有（　）。
A. 头颅 CT
B. 肝功能检查
C. 腹部 B 超
D. X 线胸片
E. 腹部 CT
F. 电解质检查
G. 血氨测定

12. 对该患者应如何进行处理包括（　）。
A. 确诊 2 天后报传染病卡
B. 禁食蛋白质
C. 口服乳果糖
D. 补充支链氨基酸
E. 精氨酸静滴
F. 待病情稍稳定后尽快娩出胎儿

13. 患者病情稳定后经剖宫产娩出一女婴，女婴 HBsAg 阴性，正确的处理措施是（　）。
A. 绝对禁止母乳喂养
B. 出生 24 小时内尽早注射乙肝免疫球蛋白（HBIG），剂量应≤100U
C. 出生 24 小时内免费接种乙肝疫苗 10μg，不需缴纳注射费
D. 出生 12 小时内尽早注射乙肝免疫球蛋白（HBIG），剂量应≥100U
E. 间隔 1 和 6 个月分别接种第 2 和第 3 针乙肝疫苗

14. 该女患者的配偶经检验乙肝五项：抗-HBs 阳性，余阴性，可能的诊断是（　）。
A. HBV 患者
B. 乙肝恢复期
C. HBV 复制期
D. HBV 既往感染
E. HBV 感染早期
F. 乙肝疫苗接种后

15. 女患者的母亲为“慢性病毒性肝炎”患者，但分型不详。若化验检查，可能的结果是（　）。
A. 抗-HCV 阳性
B. 抗-HDV 阳性
C. 抗-HAV-IgG 阳性，抗-HAV-IgM阴性
D. 抗-HEV-IgG 阳性，抗-HEV-IgM阳性
E. HBsAg 阳性，HBeAg 阳性
F. HBsAg 阳性，抗-HBc-IgM 阳性，抗-HBe 阳性

（16~18 题共用题干）

女性，8 个月，无明显的传染病接触史，突起高热 4 天，体温在 39.5℃左右波动，一直补液及服用退热药治疗，今日发热突然消退，发现全身出现大量玫瑰色斑丘疹。

16. 该幼儿最可能的诊断是（　）。
A. 风疹
B. 水痘
C. 麻疹
D. 猩红热
E. 幼儿急疹

17. 针对患儿疾病，体检时淋巴结最可能的表现是（　）。
A. 全身淋巴结肿大
B. 颈部淋巴结肿大
C. 枕后淋巴结肿大，豌豆大小，无压痛
D. 耳后、枕后及颈部淋巴结肿大，压痛，无化脓
E. 全身淋巴结肿大伴肝脾肿大
F. 局部淋巴结如绿豆大小，活动，无压痛

18. 患儿出皮疹后的治疗方法，不正确的是（　）。
A. 1%甲紫涂抹
B. 红汞涂抹
C. 抗生素药膏涂抹
D. 明显痒感者，给予抗过敏治疗
E. 无明显痒感者，不需要特殊治疗
F. 皮炎平涂抹

（19~24 题共用题干）

女性，33 岁，幼年曾患麻疹，反复咳嗽、咳痰 10 余年，多于晨起及夜间睡眠时咳大量黄痰，此次受凉后咳嗽加重，咳痰增多，为黄绿色痰，伴发热，间断咯血 2 次，每次量约 30ml。查体：T 38.2℃，P 100 次/分，双肺呼吸音粗，双下肺可闻及粗湿啰音，血常规：WBC 12×10^9/L，NEU% 为 88%。

19. 该患者最可能的诊断是（　）。
A. 肺癌
B. 支气管扩张
C. 肺炎
D. 肺结核
E. 肺脓肿
F. 慢性支气管炎急性发作

20. 引起患者该病的常见病原体有（　）。
A. 卡他莫拉菌
B. 铜绿假单胞菌
C. 肺炎链球菌
D. 金黄色葡萄球菌
E. 真菌
F. 鲍曼不动杆菌
G. 流感嗜血杆菌

21. 患者胸部 CT 发现双肺多发病变，呈柱状及囊状改变。下列处理措施不正确的是（　）。
A. 祛痰药
B. 口服糖皮质激素
C. 镇咳药
D. 根据经验使用抗生素
E. 应用止血药
F. 支气管动脉造影 + 栓塞

22. 若患者咯大量鲜红色血，量约 400ml，正确的处理措施是（　）。
A. 补液
B. 止血治疗
C. 垂体后叶素
D. 保持呼吸道通畅
E. 配血
F. 立即患侧卧位

23. 若患者突然咯血停止，出现气促，胸闷，烦躁，口唇苍白，血氧饱和度下降，可考虑的情况是（　）。
A. 肺栓塞

B. 气胸

C. 大咯血窒息

D. 脑出血

E. 急性心肌梗死

24. 对该患者下一步最有效的处理措施是（　）。

A. 止血药物

B. 吸痰

C. 高流量吸氧

D. 有创气管插管

E. 呼吸兴奋剂

F. 拍背排痰

（25～27 题共用题干）

男性，26 岁，左下腹隐痛伴脓血便 1 年，钡灌肠检查提示"慢性结肠炎"。查体：腹平软，左下腹轻压痛，未扪及包块。肛检见肛瘘和肛裂。

25. 下列哪项是最有助于诊断的检查（　）。

A. 粪便结核菌 PCR 测定

B. 粪便细菌培养

C. 血癌胚抗原测定

D. 结肠镜检查

E. 口服钡剂 X 线小肠造影

26. 该患者最可能的诊断是（　）。

A. 克罗恩病

B. 慢性阿米巴痢疾

C. 溃疡性结肠炎

D. 结肠癌

E. 慢性细菌性痢疾

27. 可选择的治疗药物有（　）。

A. SASP

B. 5-FU

C. 异烟肼

D. 黄连素

E. 美沙拉嗪

（28～32 题共用题干）

女性，37 岁，引产 1 周后发热伴腹痛 2 天。查体：全腹软，少量阴道血性分泌物，宫颈举痛（+），子宫增大如孕 3 个月，宫体压痛，双附件增厚压痛，T 39℃，WBC 18×10^9/L，中性粒细胞 90%。

28. 该患者可考虑的诊断是（　）。

A. 输卵管卵巢脓肿

B. 急性盆腔炎

C. 败血症

D. 急性宫颈炎

29. 该病应与下列哪些疾病鉴别诊断（　）。

A. 异位妊娠

B. 卵巢囊肿蒂扭转

C. 黄体破裂

D. 急性阑尾炎

E. 子宫内膜异位症

30. 若该患者妇科检查发现盆腔左侧有一 6cm×6cm×5cm 圆形囊性包块，与子宫壁粘连紧密，压痛阳性，最可能的诊断是（　）。

A. 输卵管卵巢脓肿

B. 急性子宫内膜炎

C. 急性子宫肌炎

D. 急性盆腔腹膜炎

E. 败血症

31. 对该患者首选的治疗方案是（　）。

A. 中药治疗

B. 手术治疗

C. 口服广谱抗生素

D. 支持治疗

E. 静滴广谱抗生素

32. 若静滴抗生素 3 天后，患者持续高热，复查 B 超显示盆腔左侧包块 6cm × 7cm × 5cm，下一步的处理是（　）。
A. 继续静滴广谱抗生素
B. 立即剖腹探查
C. 理疗
D. 口服广谱抗生素
E. 中药治疗

（33~36 题共用题干）

男性，16 岁，高热 5 天伴食欲缺乏 3 天就诊。查体：血压 105/75mmHg，左趾甲沟部破溃流脓，左侧小腿肿胀，皮肤发红不明显。白细胞计数 20×10^9/L，中性粒细胞为 0.85。

33. 对该患者的初步诊断是（　）。
A. 感染性休克
B. 左趾甲沟炎
C. 左小腿蜂窝织炎
D. 左趾坏疽
E. 左侧小腿丹毒

34. 左趾经清创处理后必须应用的药物是（　）。
A. 激素
B. 维生素
C. 大剂量青霉素
D. 退热剂
E. 第一代头孢抗菌药物

35. 经处理 3 天后患者高热不退，且血压和血小板计数下降，此时患者可能合并有（　）。
A. 感染性休克
B. DIC
C. 菌血症
D. 脓毒症
E. 多器官功能障碍综合征

36. 最可能的致病微生物是（　）。
A. 真菌
B. 革兰染色阴性杆菌
C. 厌氧菌
D. 耐药革兰染色阳性菌

（37~41 题共用题干）

男性，27 岁，因肺炎静滴新型青霉素Ⅰ 1 天后出现关节痛、皮疹、尿量减少。尿常规提示：蛋白（++），白细胞 3~6 个/HP，红细胞 5~8 个/HP。血常规：血红蛋白 108g/L，白细胞 4.7×10^9/L；白细胞分类：中性粒细胞 0.62，淋巴细胞 0.28，嗜酸性粒细胞 0.10；血小板 120×10^9/L。

37. 首先考虑的诊断是（　）。
A. 多发性骨髓瘤
B. 急性肾盂肾炎
C. 急性膀胱炎
D. 狼疮肾炎
E. 急性肾小球肾炎
F. 类风湿关节炎
G. 急性间质性肾炎

38. 确立初步诊断的条件有（　）。
A. 用药史
B. 蛋白（++）
C. 关节痛、皮疹
D. 血小板 120×10^9/L
E. 尿量减少
F. 血嗜酸性粒细胞 0.10
G. 血红蛋白 108g/L

39. 进一步确诊还需进行哪些检查（　）。
A. 腹部 X 线平片
B. 肾脏 B 超
C. 肾活检
D. 血尿素氮、血肌酐测定
E. 静脉肾盂造影

F. 尿嗜酸性粒细胞计数
G. 中段尿培养
H. 尿查抗酸杆菌

40. 若做肾穿刺活检，可能出现的病理改变是（ ）。
A. 肾间质水肿
B. 肾血管坏死
C. 肾小管受损
D. 肾间质细胞浸润
E. 肾小球轻度增生，部分肾小球有节段性硬化，肾小管萎缩

41. 该患者治疗的关键是（ ）。
A. 纠正贫血
B. 血液透析
C. 停用致敏药物
D. 使用细胞毒药物
E. 使用激素
F. 使用抗生素

（42~45 题共用题干）

女性，35 岁，风湿热 8 年。门诊坚持每月肌注长效青霉素 120 万 U。近日因受凉后感冒，出现发热、咽痛、流涕、心悸症状，到社区门诊就医。查体：T 38.2℃，咽红，扁桃体Ⅱ度肿大，心率 109 次/分，无杂音，双肺音清，未及啰音。

42. 门诊初步诊断为（ ）。
A. 支气管炎
B. 风湿热
C. 系统性红斑狼疮
D. 上呼吸道感染
E. 肺炎

43. 门诊按上呼吸道感染治疗 2 天后，患者心悸、胸闷加重，伴气短。查体：心率 116 次/分，心律不齐，心前区可闻及收缩期杂音 3/6 级。进一步需要进行的检查是（ ）。
A. 血常规
B. C 反应蛋白
C. ASO
D. 心电图
E. 红细胞沉降率

44. 心电图提示：室性期前收缩，ASO：800 单位，红细胞沉降率 38mm/h，C 反应蛋白 24mg/L，血常规：WBC 11.5×10^9/L。最可能的诊断是（ ）。
A. 风湿性心脏炎
B. 肺炎
C. 系统性红斑狼疮
D. 上呼吸道感染
E. 支气管炎

45. 针对该患者，进一步的处理是（ ）。
A. 给予青霉素静滴
B. 给予改善心脏循环的药物
C. 给予左氧氟沙星静滴
D. 转诊至上一级医院诊治

参考答案

一、单选题

1. E	2. C	3. A	4. D	5. A	6. A	7. D	8. D	9. E	10. D
11. E	12. E	13. C	14. A	15. C	16. C	17. A	18. D	19. D	20. B
21. E	22. C	23. B	24. B	25. E	26. C	27. C	28. A	29. B	30. B
31. B	32. D	33. C	34. E	35. D					

二、多选题

1. BCDE	2. ABDE	3. ABCE	4. ABCE	5. BCE
6. AD	7. ABE	8. ACE	9. ABCE	10. ABCD
11. ABCDE	12. ABD	13. BCDE	14. BD	15. ABDE
16. ABCDE	17. ABDE	18. ABCD	19. BCDE	20. ABCDE

三、案例分析题

1. CDF	2. B	3. ABDEG	4. F	5. B
6. BCDE	7. A	8. E	9. ABCDEF	10. BCD
11. BCDFG	12. BCDEF	13. CDE	14. BDF	15. ABEF
16. E	17. C	18. ABCDF	19. B	20. ABCDG
21. BCF	22. ABCDEF	23. C	24. D	25. D
26. A	27. AE	28. B	29. ABCD	30. A
31. E	32. B	33. B	34. C	35. A
36. D	37. G	38. ABCEF	39. BCDF	40. ACD
41. C	42. BD	43. ABCDE	44. A	45. D

高级卫生专业技术资格考试用书
全科医学模拟试卷（二）

中国协和医科大学出版社
北　京

模拟试卷（二）

一、单选题（以下每道考题有5个备选答案，请选择1个最佳答案）

1. 溃疡性结肠炎按病变范围分类，不包括（　）。
   A. 直肠乙状结肠炎
   B. 急性暴发型结肠炎
   C. 直肠炎
   D. 全结肠炎
   E. 倒灌性回肠炎

2. 全科医学的理论基础是（　）。
   A. 通科医生的发展
   B. 社区卫生服务
   C. 生物–心理–社会医学模式
   D. 预防医学和临床医学
   E. 传统医学和现代医学基本理论

3. 家庭成员之间相互理解、表达和交流彼此的深层情绪与感受，表现了家庭的（　）。
   A. 经济功能
   B. 社会化功能
   C. 赋予成员地位的功能
   D. 性和生殖需求功能
   E. 满足情感需要的功能

4. 鼻出血时正确的处理方法是（　）。
   A. 嘱患者将流入口中的血液尽量吐出，以免咽下刺激胃黏膜
   B. 不应给予镇静剂
   C. 休克时取坐位或半坐位
   D. 无休克时应取平卧头低位
   E. 无论有无休克，均应取坐位或半卧位

5. 男性，15岁，上课时突然手中钢笔掉落，双眼向前瞪视，呼之不应，持续数秒，过后不能回忆当时情况，以后反复发作。该患者的诊断是（　）。
   A. 局限性癫痫
   B. 癔症
   C. 肌阵挛发作
   D. 失神发作
   E. 失张力发作

6. 下腹部、会阴部手术后，缝线拆除时间一般为（　）。
   A. 术后3~4天
   B. 术后6~7天
   C. 术后7~9天
   D. 术后10~12天
   E. 术后13~15天

7. 对准备结婚的男女双方在结婚登记前进行的健康保健服务称为（　）。
   A. 围生期保健
   B. 性保健指导
   C. 婚前保健
   D. 新婚节育指导
   E. 婚前卫生咨询

8. 艾滋病窗口期的平均时间为（　）。
   A. 25天
   B. 35天
   C. 45天
   D. 50天
   E. 65天

9. 艾滋病急性期通常发生在初次感染 HIV 后 2~4 周，其临床表现不包括（　）。
A. 恶心
B. 咽痛
C. 淋巴结肿大
D. 发热
E. 口腔真菌感染

10. 系统性红斑狼疮患者的典型皮肤损害是（　）。
A. 多形性红斑
B. 结节性红斑
C. 网状青斑
D. 面部蝶形红斑
E. 环形红斑

11. 糖尿病患者失明的主要原因是（　）。
A. 视网膜剥离
B. 视网膜出血
C. 青光眼
D. 白内障
E. 视网膜新生血管产生

12. 关于产褥期保健描述不正确的是（　）。
A. 产后出血是引起产妇死亡的主要原因，必须加强防治
B. 为了预防感染和有利于康复，产后休养环境要安静、舒适，室内保持整齐、清洁、空气流通，防止过多探视
C. 产褥期产妇的心理障碍与分娩后体内环境发生调整，性激素的比例重新调配及家庭关系、环境等因素都可能有关，做好产褥早期产妇的心理适应工作非常必要，以防止产后心理障碍
D. 产后新生儿 40 分钟内即应开始早期吸吮，并实行产后母婴同室，按需喂哺，为母乳喂养的进行打下良好的基础，应坚持纯母乳喂养 4~6 个月
E. 产后 42 日应对母婴进行一次全面检查，以确定母亲身体是否恢复正常，婴儿生长状况是否良好

13. 新生儿疾病筛查的注意事项错误的是（　）。
A. 对 PKU、甲状腺功能低下需采血检测，应在出生后 36 小时进行
B. 采血部位在新生儿足跟
C. 听力筛查应在出生 72 小时后，通过耳声发射，自动听力脑干反应和声阻抗等电生理技术，在新生儿自然睡眠或安静状态下进行客观、快速和无创的检查
D. 对筛查阳性者应进行 1~2 次的复查以确诊
E. 患儿一旦被确诊即应开始治疗，并应长期随访

14. 溶血最可靠的诊断指标是（　）。
A. 骨髓幼红细胞显著增生
B. 网织红细胞比例升高
C. 外周血中出现少量幼红细胞
D. 红细胞寿命缩短
E. 血清结合珠蛋白减少

15. 男性，33 岁，终末肉眼血尿，其病灶的位置最有可能位于（　）。
A. 前尿道
B. 肾脏
C. 膀胱顶部
D. 输尿管
E. 膀胱底部

16. 女性，27 岁，发热、尿急、尿频，伴腰痛 1 周。尿沉渣：白细胞 10~20 个/HP，可

见白细胞管型。最可能的诊断是（　）。
A. 急性膀胱炎
B. 慢性肾盂肾炎急性发作
C. 急性肾小球肾炎
D. 急性肾盂肾炎
E. 尿道炎

17. 胃癌血行转移最常转移到（　）。
A. 皮肤
B. 骨骼
C. 肝脏
D. 卵巢
E. 肺

18. 妊娠期需合理使用药物，妊娠期的用药依据不正确的是（　）。
A. 使用对代谢有清楚说明的药物
B. 药物实验证明对灵长类动物胚胎无影响的药物
C. 妊娠前 3 个月应尽量避免服用药物，以防止诱发畸形，若必须用药，应在医生的指导下，选用无致畸作用的药物
D. 在妊娠期中，宜选在满 6 个月以后使用药物治疗
E. 妊娠期用药时，要把握用药时间，尽可能选用对胎儿安全性大的药物

19. Grey-Turner 征是指（　）。
A. 明显腹胀，肠鸣音稀少而低
B. 急性胰腺炎时见胁腹皮肤呈灰紫色斑
C. 胆总管或壶腹嵌顿性结石时出现黄疸
D. 上腹可扪及肿块，有肌紧张及反跳痛
E. 急性胰腺炎时见脐周皮肤青紫

20. 支原体肺炎首选的抗菌药物是（　）。
A. 磺胺类
B. 链霉素
C. 青霉素
D. 红霉素
E. 庆大霉素

21. 支气管哮喘的本质是（　）。
A. 气道阻塞
B. 气道平滑肌痉挛
C. 气道慢性炎症
D. 可逆性气道阻塞
E. 不可逆性气道阻塞

22. 猝死型冠心病最主要的原因是（　）。
A. 心源性休克
B. 严重心律失常，特别是心室颤动
C. 急性广泛心肌梗死
D. 心脏破裂
E. 急性左心衰竭

23. 高血压性脑出血最常见的出血部位是（　）。
A. 丘脑
B. 脑室
C. 脑叶
D. 基底节区
E. 脑干

24. 咳大量脓臭痰，痰静置后可分层，最可能的诊断是（　）。
A. 肺脓肿
B. 肺不张
C. 肺结核
D. 肺梗死
E. 大叶性肺炎

25. 以下哪一项是呕血最常见的原因（　）。
A. 消化性溃疡
B. 胃癌

C. 食管贲门黏膜撕裂
D. 急性胃黏膜病变
E. 食管静脉曲张破裂

26. 关于胆囊结石的诊断要点，描述不正确的是（　）。
A. 一般无症状，有餐后上腹胀满、打嗝、嗳气等消化道症状
B. 结石进入胆囊管后可引起胆囊管梗阻，可骤发上腹中部或右部绞痛，向右肩及后背放射，伴恶心、呕吐，疼痛可持续数分钟或数小时，结石复位后疼痛逐渐减退，但可以反复发生，若结石进入胆总管则引起胆管炎和黄疸
C. 上腹部可无体征或有轻度压痛，可能触及胆囊，但无局部炎症体征
D. B超检查可显示结石大小、数量、胆囊壁厚度，胆囊内有无肿物，胆总管有无扩张
E. CT对胆囊结石的诊断具有优越性，能较好判断胆石的成分

27. 良性肿瘤和恶性肿瘤的主要区别是（　）。
A. 异型性
B. 肿瘤是否有血液供应
C. 实质与间质的比例
D. 肿瘤的大小
E. 肿瘤的生长速度

28. 以下哪一项是肺癌最常见的症状（　）。
A. 血痰
B. 发热
C. 气促
D. 咳嗽
E. 胸闷或胸痛

29. 缺铁性贫血时，红细胞与血红蛋白之间的关系是（　）。
A. 血红蛋白减少比红细胞减少更明显
B. 红细胞减少比血红蛋白减少更明显
C. 红细胞与血红蛋白平行减少
D. 红细胞数量增加，血红蛋白明显减少
E. 红细胞数量减少，血红蛋白在正常范围内

30. 低视力是指双眼的最好眼睛的最好矫正视力（　）。
A. 低于0.2而高于或等于0.01
B. 低于0.4而高于或等于0.01
C. 低于0.3而高于或等于0.05
D. 低于0.5而高于或等于0.02
E. 低于0.6而高于或等于0.03

31. 关于惊恐障碍描述错误的是（　）。
A. 发作间歇期存在预期焦虑和回避行为
B. 一般起病急骤，终止也迅速
C. 发作期间常出现意识障碍
D. 要确诊惊恐障碍，应在大约1个月之内存在几次严重的焦虑发作
E. 每次一般历时5~20分钟，很少超过1小时

32. 原发性生殖器疱疹的潜伏期一般为（　）。
A. 5~20天
B. 8~17天
C. 10~25天
D. 30~55天
E. 2~14天

33. 男性，3岁，在躯干出现多个绿豆大小、略呈纺锤形的红色风团样丘疹，有的皮损有伪足，顶端有水疱，内容清，周围无红晕，幼儿自诉剧痒。最可能的诊断

是（ ）。

A. Hdem 痒疹

B. 丘疹性荨麻疹

C. 传染性软疣

D. 荨麻疹

E. 水痘

34. 急性牙髓炎的临床表现不包括（ ）。

A. 疼痛常为牵涉性

B. 疼痛为一过性剧痛

C. 热刺激可加重疼痛

D. 自发性痛

E. 夜间疼痛加重

35. 关于二尖瓣狭窄的体征，描述不正确的是（ ）。

A. 二尖瓣面容

B. 心尖部可触及舒张期震颤

C. 重度者心界向两侧扩大

D. 听诊心尖部可闻及舒张期“隆隆样”杂音，第二心音亢进及开瓣音，肺动脉瓣听诊区第一心音亢进

E. 可合并房颤和血栓栓塞

二、多选题（以下每道考题有5个备选答案，每题至少有2个正确答案）

1. 肝功能不全患者应遵循的用药原则是（ ）。

A. 明确诊断，合理选药

B. 避免或减少使用对肝脏毒性大的药物

C. 注意药物相互作用，特别应避免与有肝毒性的药物合用

D. 肝功能不全而肾功能正常的患者可选用对肝功能毒性小，并且从肾脏排泄的药物

E. 开始用药时即采用大剂量，必要时进行血药浓度监测，做到给药方案个体化

2. 以下药物可引起尿色改变的是（ ）。

A. 氯丙嗪

B. 安替比林

C. 苯茚二酮

D. 氯喹

E. 维生素 B_2

3. 以下药物可引起粪便变色的是（ ）。

A. 水杨酸钠

B. 胶体果胶铋

C. 双香豆素

D. 山梨醇

E. 羟基保泰松

4. 关于小儿用药，叙述正确的有（ ）。

A. 婴儿不宜使用阿司匹林

B. 苯巴比妥在新生儿可适当加大用量

C. 哮喘儿童可长期应用肾上腺皮质激素

D. 吗啡用于新生儿量应低于年长儿

E. 过敏性疾病可长期使用肾上腺皮质激素

5. 必须在分娩开始前入院的产妇是（ ）。

A. 妊娠合并心脏病

B. 胎儿臀位

C. 重症妊娠高血压疾病

D. 胎儿左枕前位

E. 胎儿横位

6. 关于老年人的胸部特点，描述正确的有（ ）。

A. 部分慢性支气管炎患者的湿性啰音部位固定且持久

B. 老年人心脏的收缩期杂音多为心音异

常的反映

C. 部分老年人没有疾病时肺基底部可有少量湿性啰音

D. 常呈桶状改变，尤其是患有慢性支气管炎的老人

E. 老年人心音强度的变化比杂音的变化更具临床意义

7. 以下哪些属于大环内酯类抗生素（ ）。

A. 林可霉素

B. 克拉霉素

C. 阿奇霉素

D. 罗红霉素

E. 螺旋霉素

8. 关于流产，叙述正确的有（ ）。

A. 妊娠不足 28 周、胎儿体重不足 1000g 时终止为流产

B. 流产与过量吸烟、酗酒有关

C. 有先兆流产症状并非阴道检查的禁忌

D. 主要症状为停经后阴道流血和下腹痛

E. 妊娠 8～12 周流产的妊娠物不易排出而部分滞留在宫腔

9. 青霉素类在临床中应注意的问题有（ ）。

A. 用前必须做皮试，以防止发生过敏反应

B. 青霉素类注射给药时应现用现配，以免分解降效

C. 青霉素可用于鞘内注射

D. 青霉素钾盐应快速静脉注射

E. 青霉素类药物在碱性溶液中易成活

10. 咳嗽患者有下列哪种情况应予转诊（ ）。

A. 咳嗽症状经治疗后不能缓解者，长期咳嗽原因不明者

B. 疑有肺部肿瘤，需进一步检查者

C. 疑为心脏疾病、肺梗死原因引起的咳嗽，经初步处理后应立即转诊

D. 因其他疾病引起，需诊断治疗原发病者

E. 咳嗽并发大量咯血、气胸、呼吸困难等严重症状者

11. 新生儿胆红素生成过多的原因是（ ）。

A. 血红蛋白加氧酶含量高

B. 红细胞数相对较多且破坏多

C. 红细胞寿命短

D. 新生儿经常处于饥饿、缺氧的状态

E. 肝及组织内的血红蛋白较多

12. 轮状病毒肠炎的特点是（ ）。

A. 常出现脱水

B. 多见于 6～24 个月婴幼儿

C. 春季多见

D. 常伴有发热

E. 粪便呈黄色水样或蛋花汤样

13. 下列属于自身免疫性疾病的是（ ）。

A. 地中海贫血

B. 川崎病

C. 过敏性紫癜

D. 幼年性特发性关节炎

E. 系统性红斑狼疮

14. 睑缘炎的常见原因有（ ）。

A. 营养不良

B. 老年

C. 屈光不正引起的视疲劳

D. 睑板腺分泌过于旺盛

E. 化学性或物理性的局部刺激

15. 关于慢性咽炎描述正确的有（ ）。

A. 无全身症状

B. 多见于成人

C. 诊断前应详细检查，排除其他部位早期肿瘤的可能

D. 临床表现为咽部的各种不适感

E. 治疗方面以病因治疗及局部对症治疗为主，抗生素非首选治疗方案

16. 复发性口腔溃疡较多发生于（ ）。
A. 口底黏膜
B. 舌尖
C. 硬腭
D. 唇黏膜
E. 颊部黏膜

17. 抽搐的伴随症状可有（ ）。
A. 伴瞳孔放大与舌咬伤见于癫痫大发作
B. 伴发热多见于小儿的急性感染，也可见于胃肠功能紊乱、重度脱水等
C. 伴脑膜刺激征可见于脑膜炎、脑膜脑炎和蛛网膜下腔出血等
D. 伴血压增高可见于高血压、肾炎、子痫和铅中毒等
E. 发作前剧烈头痛可见于高血压、急性感染、蛛网膜下腔出血、颅脑外伤以及颅内占位性病变等

18. 斑秃脱发区的特点是（ ）。
A. 无瘢痕
B. 无鳞屑
C. 无炎症
D. 境界清楚
E. 进展期拉发试验多为阳性

19. 中晚期食管癌的大体分型是（ ）。
A. 髓质型
B. 糜烂型
C. 斑块型
D. 溃疡型
E. 腔内型

20. 关于水肿的治疗，描述正确的有（ ）。
A. 全身性水肿者宜清淡饮食，减少食盐摄入量
B. 药物性水肿应立即停药或终止接触变应原，用激素、抗过敏药物等处理后，如症状仍未明显改善，应转至专科医院治疗
C. 单纯的妊娠水肿或其他轻度水肿可给予氢氯噻嗪、呋塞米等利尿药，同时注意电解质平衡
D. 疑有心源性、肝源性、肾源性等全身性水肿的患者，应转上级医院诊治，恢复期可回社区随访
E. 对局部炎症而致水肿的患者，应积极抗感染治疗

三、案例分析题（每个案例至少有3个提问，每个提问有多个备选答案，其中正确答案有1个或几个）

（1~6题共用题干）

男性，47岁，低热、盗汗、乏力伴消瘦1个月，左侧颈部和腹股沟可触及数个蚕豆大小淋巴结，触压无疼痛，脾肋下3cm，结核菌素试验（-），骨髓检查正常。

1. 为明确诊断，首选的检查为（ ）。
A. 胸腹部SCT增强
B. 血细菌培养
C. 淋巴结穿刺活检
D. 颈部淋巴结切除活检
E. 浅表淋巴结超声检查

2. 经检查该患者确诊为弥漫大B细胞型非霍奇金淋巴瘤，以下临床分型正确的是（ ）。
A. ⅡA期

B. Ⅲ A 期
C. Ⅱ B 期
D. Ⅳ B 期
E. Ⅳ A 期
F. Ⅲ B 期

3. 该患者首选的治疗方法是（　）。
A. 中医药治疗
B. 生物治疗
C. 放疗
D. 化疗
E. 热疗
F. 手术

4. 下列化疗方案中最佳的是（　）。
A. CHOP 方案
B. COP 方案
C. ESHAP 方案
D. MOPP 方案
E. ABVD 方案

5. 该患者 CD20（+），适用于靶向治疗的药物是（　）。
A. 埃克替尼
B. 利妥昔单抗
C. 贝伐珠单抗
D. 替吉奥
E. 索拉非尼
F. 吉非替尼

6. 关于非霍奇金淋巴瘤描述正确的有（　）。
A. 首次治疗的成功与否对非霍奇金淋巴瘤的预后起至关重要的作用
B. CHOP 方案是淋巴母细胞淋巴瘤的标准治疗方案
C. 我国滤泡性淋巴瘤仅占非霍奇金淋巴瘤的 5%
D. 蕈样真菌病恶性程度较低，病程较缓慢
E. Burkitt 淋巴瘤和淋巴母细胞淋巴瘤属于高度侵袭性淋巴瘤
F. 黏膜相关组织淋巴瘤最常发生的部位是胃

（7～11 题共用题干）

男性，44 岁，因发热 1 月余、加重伴咳嗽、血痰 2 周入院诊治。近 1 个月来患者出现不规则发热，以下午低热为多，有盗汗；近 2 周出现高热，逐渐出现咳嗽，咳血痰，经规律抗菌药物治疗无效。该患者曾为长途车司机，有冶游史。近 3 年有静脉吸毒，而后逐渐消瘦，体重下降约 10kg。查体：T 39℃，R 32 次/分，BP 100/65mmHg。无皮疹，皮肤无黄染，颈部、腋下、腹股沟可扪及多个 1cm × 1cm 至 1cm × 1.5cm 淋巴结。右上肺叩诊实音，右肺底可闻及湿啰音。心律齐，腹平软。

7. 为明确诊断，还需要进行哪些检查（　）。
A. 痰找抗酸杆菌
B. 血气分析
C. 痰找癌细胞
D. X 线胸片
E. 血常规
F. 痰液培养
G. HIV 特异性病原学检查

8. 该患者可能的诊断是（　）。
A. 艾滋病
B. 肺癌
C. 肺结核
D. 肺炎
E. 传染性单核细胞增多症

9. HIV 抗体阳性，痰未找到癌细胞，痰涂片发现抗酸杆菌，治疗不恰当的是（　）。
A. 给予糖皮质激素治疗
B. 祛痰镇咳治疗

C. 链霉素
D. 予抗病毒治疗
E. 利福平
F. 异烟肼

10. 该患者可能感染 HIV 的途径是（ ）。
A. 血液传播
B. 母婴传播
C. 飞沫传播
D. 皮肤接触传播
E. 性接触传播

11. 正确的防护措施有（ ）。
A. 隔离患者
B. 隔离密切接触患者的人员
C. 医务人员应实行标准防护
D. 加强 AIDS 的宣传教育，提倡并鼓励使用安全套
E. 对患者的血液、分泌物、排泄物等进行消毒
F. 切断传播途径，严禁吸毒，杜绝不洁注射

（12~18 题共用题干）

男性，62 岁，因右肢乏力伴言语不能 2 小时入院诊治。患者近 1 个月来反复出现右肢乏力、言语不能共 3 次，每次持续约 10 分钟后缓解。既往有高血压、糖尿病史。查体：神清，右利手，BP 180/105mmHg，血糖 10mmol/L，双眼左凝，运动性失语，右鼻唇沟浅，伸舌不能，右肢肌力Ⅱ级，右巴氏征（+）。

12. 患者近 1 个月来反复出现右肢乏力，言语不能，且每次可自行缓解。可考虑的诊断是（ ）。
A. 蛛网膜下腔出血
B. 短暂性脑缺血发作
C. 脑出血
D. 脑血栓形成
E. 脑栓塞

13. 该患者的病变血管可能是（ ）。
A. 右大脑前动脉
B. 左大脑前动脉
C. 右大脑中动脉
D. 左大脑中动脉
E. 右大脑后动脉
F. 左大脑后动脉

14. 对于短暂性脑缺血发作，正确的治疗措施有（ ）。
A. 降脂治疗
B. 控制血糖
C. 抗血小板聚集
D. 抗炎治疗
E. 抗凝治疗
F. 控制血压

15. 患者本次因“右肢乏力伴言语不能 2 小时”入院，最可能的诊断是（ ）。
A. 蛛网膜下腔出血
B. 短暂性脑缺血发作
C. 脑出血
D. 脑血栓形成
E. 脑栓塞

16. 为明确诊断，首选的检查是（ ）。
A. B 超
B. SPECT
C. 头颅 MRI
D. TCD
E. EEG

17. 诊断为脑血栓形成，最应优先考虑的治疗措施为（ ）。
A. 扩管治疗

B. 降脂治疗
C. 溶栓治疗
D. 降压治疗
E. 抗血小板聚集治疗

18. 尿激酶溶栓后，患者症状、体征完全恢复正常，抗血小板聚集药物应在什么时候使用（ ）。
A. 溶栓后 3 小时
B. 溶栓后 18 小时
C. 溶栓后 24 小时
D. 溶栓后 36 小时
E. 溶栓后 48 小时
F. 溶栓的同时

（19~23 题共用题干）

女性，22 岁，间歇性心悸、气促 3 年，劳累时加重。1 周前受凉后出现发热、咽痛、咳嗽，4 天前出现心悸和气促加剧，双下肢水肿。查体：T 37℃，R 34 次/分，P 108 次/分，BP 80/50mmHg。半坐位，四肢指（趾）端及唇轻度发绀，扁桃体Ⅱ度肿大，无脓性分泌物，颈静脉轻度怒张，双肺底部闻及湿啰音。心尖搏动稍弥散，伴震颤，心率 136 次/分，心律不齐，心音强弱不等，心尖区闻及Ⅲ级舒张期隆隆样杂音以及Ⅱ级收缩期杂音，肺动脉瓣区第二心音亢进。肝右肋下 2.5cm，质中等硬，肝颈静脉回流征阳性。双下肢凹陷性水肿。超声心动图提示左房、右室、左室内径增大，二尖瓣回声增强增亮、活动受限，前叶根部探及强回声光团，左房内见附壁血栓回声。

19. 该患者的诊断是（ ）。
A. 风湿性心脏病、二尖瓣狭窄、心房纤颤、心功能Ⅳ级
B. 肥厚型心肌病、心房纤颤、心功能Ⅳ级
C. 扩张型心肌病、心房纤颤、心功能Ⅳ级
D. 先天性心脏病、心房纤颤、心功能Ⅳ级
E. 风湿性心脏病、二尖瓣狭窄伴闭锁不全、心房纤颤、心功能Ⅳ级

20. 该患者的诊断依据是（ ）。
A. 心悸、气促 3 年，劳累时加重。1 周前受凉后出现发热、咽痛、咳嗽，4 天前出现心悸和气促加剧，双下肢水肿
B. 心律不齐，心音强弱不等，脉搏短绌
C. 心尖区闻及Ⅲ级舒张期隆隆样杂音以及Ⅱ级收缩期杂音
D. 半坐位，四肢指（趾）端及唇轻度发绀。颈静脉轻度怒张，双肺底部闻及湿啰音，肝右肋下 2.5cm，质中等硬，肝颈静脉回流征阳性。双下肢凹陷性水肿

21. 心尖区隆隆样杂音应与下列哪些疾病相鉴别（ ）。
A. 甲状腺功能亢进
B. 室间隔缺损
C. 严重主动脉关闭不全
D. 动脉导管未闭

22. 超声心动图提示左房内见附壁血栓回声，该回声是下列哪项疾病的危险信号（ ）。
A. 血栓栓塞
B. 心房颤动
C. 肺部感染
D. 感染性心内膜炎
E. 急性肺水肿

23. 关于风湿性心脏病，描述正确的是（ ）。
A. 风湿性心脏病是心脏瓣膜的先天畸形疾病

B. 风湿性心脏病是由于心瓣膜黏液样变性所致

C. 风湿性心脏病是由于心瓣膜退行性改变所致

D. 风湿性心脏病是由于心脏缺血坏死所致

E. 风湿性炎症过程所致的瓣膜损害，主要累及40岁以下人群

(24~26题共用题干)

女性，1岁，4天前开始发热、咳嗽、流涕，今晨发现耳后、发际浅红色斑丘疹，两眼含泪，咽喉充血，眼结膜充血，口腔黏膜发红，精神萎靡，肺呼吸音粗。

24. 该患儿最可能的诊断是（　）。

A. 水痘

B. 麻疹

C. 风疹

D. 猩红热

E. 过敏性皮炎

F. 幼儿急疹

25. 有助于早期诊断的检查是（　）。

A. 鼻咽分泌物检查发现多核巨细胞

B. 血清病毒分离

C. 血常规

D. 双份血清抗体检测

E. 血、尿、鼻咽分泌物组织培养检查病原体

26. 该患儿应注意的并发症有（　）。

A. 肺炎

B. 喉炎

C. 心肌炎

D. 麻疹脑炎

E. 亚急性硬化性全脑炎

F. 结核病恶化

G. 营养不良

H. 维生素A缺乏症

(27~30题共用题干)

男性，71岁，咳嗽、咳痰，伴痰中带血3个月。X线胸片提示右肺门类圆形阴影，边缘毛躁，有分叶。

27. 该患者最可能的诊断是（　）。

A. 肺不张

B. 肺气肿

C. 肺癌

D. 肺脓肿

E. 肺炎

F. 肺结核

28. 为进一步明确诊断，还需要进行的检查有（　）。

A. 经皮肺穿刺

B. 痰找脱落细胞

C. 纤维支气管镜

D. 肺通气/灌注扫描

E. 血清肿瘤标志物

F. 胸部CT增强

29. 肺癌非转移胸外表现包括（　）。

A. Cushing综合征

B. 癫痫

C. 高钙血症

D. 神经肌肉综合征

E. 肥大性肺性骨关节病

F. 上腔静脉阻塞综合征

30. 肺上沟癌是一种位于肺尖的肺癌，可引起哪些表现（　）。

A. 偏盲

B. 患侧瞳孔扩大

C. 颈交感神经压迫症状

D. 患侧眼睑下垂

E. 患侧眼球突出
F. 同侧额部与胸壁无汗或少汗

(31～34 题共用题干)

女性，23 岁，未婚处女，13 岁月经初潮，周期基本规律。近半年月经期延长，淋漓不尽。肛门指诊：子宫右侧可触及与子宫相连的囊实性不活动肿块，直径约 7cm，轻度压痛，未触及痛性结节。

31. 该患者有可能的诊断是（ ）。
A. 子宫腺肌病
B. 多囊卵巢综合征
C. 卵巢黏液性囊腺瘤
D. 子宫内膜异位症
E. 原发性痛经
F. 卵巢浆液性囊腺瘤
G. 卵巢畸胎瘤

32. 为明确诊断，方便经济的辅助检查有（ ）。
A. 腹腔镜检查
B. 盆腔 B 超
C. 血 CA125 测定
D. 宫腔镜检查
E. 盆腔 CT

33. 对该患者正确的治疗方法是（ ）。
A. 口服避孕药调经
B. 腹腔镜切除右卵巢，快速病理
C. 术后随访观察
D. 腹腔镜切除囊性肿块，快速病理
E. 经腹切除右附件，快速病理

34. 如果术后病理显示为子宫内膜异位囊肿，建议（ ）。
A. 大剂量孕激素假孕治疗
B. 3～6 个月随访
C. GnRH-a 假绝经疗法
D. 坚持口服避孕药至婚后
E. 经期最好侧俯卧位休息

(35～41 题共用题干)

男性，65 岁，因呕血、黑便 2 小时入院诊治。既往有慢性乙型肝炎 10 年。查体：血压 75/45mmHg，脉搏 130 次/分。辅助检查：ALT 124U/L，AST 153U/L，总胆红素 91μmol/L，血清清蛋白 16g/L，凝血酶原时间 21s，CO_2CP 15mmol/L，BUN 20.5mmol/L，Cr 256μmol/L，

35. 下列描述错误的有（ ）。
A. 每日出血量为 30ml 可出现黑便
B. 短时间内出血量大于 1000ml 可出现循环衰竭表现
C. 胃内储积血量在 150～200ml 可引起呕血
D. 一次出血量小于 400ml 一般无全身症状
E. 每日出血量达到 5～10ml 便潜血即阳性

36. 对该患者可考虑的诊断是（ ）。
A. 十二指肠溃疡并发出血
B. 肝肾综合征
C. 失血性休克
D. 代谢性酸中毒
E. 肝硬化失代偿期
F. 食管胃底静脉曲张破裂出血

37. 对患者最正确的处理方法为（ ）。
A. 血液透析治疗
B. 静脉滴注生长抑素
C. 静脉推注 60ml 15% $NaHCO_3$
D. 急诊行门体分流术
E. 肝穿刺活检
F. 输血、输液抗休克治疗
G. 胃镜检查并用硬化剂闭塞出血静脉

38. 经积极抗休克治疗后，患者血压维持至120/70mmHg，入院后再次呕吐 200ml鲜红色血，BP 100/60mmHg，HR 102次/分。应优先进行的处理是（　）。

A. 三腔二囊管压迫止血

B. TIPS

C. 选择性肠系膜动脉造影

D. 急诊行门体分流术

E. 胃镜检查并用硬化剂闭塞出血静脉

39. 关于肝硬化食管静脉破裂出血内科治疗，描述正确的是（　）。

A. 内镜下注射硬化剂

B. 输血

C. 吗啡镇静

D. 垂体后叶素

E. 普萘洛尔口服或硝酸甘油舌下含服

40. 胃镜提示食管下段静脉曲张（重度）并出血，经内镜下注射硬化剂治疗后，患者消化道出血停止。入院后一周出现腹胀，B 超提示腹水（中度），脾大。此时应采取的措施有（　）。

A. 穿刺放腹水

B. 护肝治疗

C. 输白蛋白

D. 低盐饮食

41. 经治疗腹水消退不明显，复查 ALT 102U/L，AST 113U/L，总胆红素 78μmol/L，血清清蛋白 22g/L，凝血酶原时间 20s。应该如何有效防止再出血（　）。

A. TIPS

B. 断流术

C. 内镜直视下食管静脉套扎术

D. 口服普萘洛尔

E. 门体分流术

F. 内镜直视下注射硬化剂

（42~45 题共用题干）

女性，27 岁，因多食、消瘦、怕热、突眼 2 年多，加重伴 2 周入院诊治。病程中时常有每日排便次数增多或者腹泻的现象，近来加重。查体：消瘦，突眼。甲状腺肿大，可触及震颤。伸舌及伸手可见细震颤。T 37.8℃，P 116次/分，呼吸平稳，BP 130/80mmHg；心率 118次/分，偶闻期前收缩；双肺未闻及明显湿啰音；腹软，肝脾未明显触及。入院后经一系列检查，考虑诊断为甲状腺功能亢进症。

42. 考虑患者的突眼为良性突眼，良性突眼的表现为（　）。

A. 轻度突眼

B. 眼睛的异物感明显

C. 通常会引起失明

D. 无明显眼睛不适感

E. 重度突眼

F. 通常不会引起失明

43. 患者出现排便次数增多或者腹泻现象的原因是（　）。

A. 受寒

B. 进食刺激性食物

C. 病变本身导致

D. 药物不良反应

E. 饮食不洁

44. 患者因亲人突然去世而极度悲伤。2 小时前出现高热、烦躁、大汗、呼吸急促伴恶心呕吐及腹泻。查体：脱水貌，烦躁不安，大汗淋漓，嗜睡。T 39.5℃，P 150 次/分，呼吸急促，BP 130/80mmHg；

唇舌干燥，皮肤弹性差；心率 152 次/分，偶闻期前收缩，双肺未闻及明显湿啰音。腹软，肝脾未明显触及。神经系统检查未见明显定位体征。患者出现的问题是（　）。

A. 甲状腺功能亢进症

B. 脑部感染

C. 肺炎

D. 急性胃肠炎

E. 甲状腺危象

F. 急性感染

45. 明确甲状腺危象的诊断后，应立即采取的措施是（　）。

A. 应用激素

B. 降温、给氧，必要时人工冬眠

C. 口服或静脉应用碘制剂

D. 纠正水电解质和酸碱平衡紊乱

E. 抑制甲状腺激素合成，首选 PTU，首剂 600mg

参考答案

一、单选题

1. B	2. C	3. E	4. A	5. D	6. B	7. C	8. C	9. E	10. D
11. A	12. D	13. A	14. D	15. E	16. D	17. C	18. D	19. B	20. D
21. C	22. B	23. D	24. A	25. A	26. E	27. A	28. D	29. A	30. C
31. C	32. E	33. B	34. B	35. D					

二、多选题

1. ABCD	2. ABCDE	3. ABCDE	4. ABD	5. ABCE
6. ACDE	7. BCDE	8. ABCDE	9. AB	10. ABCDE
11. ABCE	12. ABDE	13. BCDE	14. ACDE	15. ABCDE
16. ABDE	17. ABCDE	18. ABCDE	19. ADE	20. ABCDE

三、案例分析题

1. D	2. F	3. D	4. A	5. B
6. ACDEF	7. ABCDEFG	8. ABCD	9. A	10. AE
11. ACDEF	12. B	13. D	14. ABCEF	15. D
16. C	17. C	18. C	19. E	20. ABCD
21. ABCD	22. A	23. E	24. B	25. A
26. ABCDEFGH	27. C	28. ABCEF	29. ACDE	30. CDF
31. CDFG	32. ABC	33. BD	34. BE	35. AC
36. BCDEF	37. BCF	38. E	39. ABDE	40. ACD
41. ACDF	42. ADF	43. C	44. AE	45. ABCDE

高级卫生专业技术资格考试用书
全科医学模拟试卷（三）

中国协和医科大学出版社
北　京

模拟试卷（三）

一、单选题（以下每道考题有5个备选答案，请选择1个最佳答案）

1. 家庭气氛主要是指（ ）。
   A. 家庭感情气氛
   B. 家庭交流气氛
   C. 家庭关心气氛
   D. 家庭经济气氛
   E. 家庭人文气氛

2. 社区卫生诊断应遵循的基本原则不正确的是（ ）。
   A. 求实特异原则
   B. 科学完整原则
   C. 周期渐进原则
   D. 适宜可行原则
   E. 社区主导原则

3. 围生期是指（ ）。
   A. 妊娠满15周（胎儿体重≥500g或身长≥25cm）至新生儿出生后7日之内
   B. 妊娠满20周（胎儿体重≥800g或身长≥30cm）至新生儿出生后3日之内
   C. 妊娠满27周（胎儿体重≥1000g或身长≥35cm）至新生儿出生后5日之内
   D. 妊娠满28周（胎儿体重≥1000g或身长≥35cm）至新生儿出生后7日之内
   E. 妊娠满30周（胎儿体重≥1000g或身长≥33cm）至新生儿出生后6日之内

4. 百白破的初种年龄是（ ）。
   A. 1个月
   B. 2个月
   C. 3个月
   D. 4个月
   E. 5个月

5. 女性经血中含有（ ）。
   A. 血液
   B. 宫颈黏液
   C. 脱落的阴道上皮细胞
   D. 子宫内膜碎片
   E. 以上均有

6. 阻止精子进入宫腔的避孕方法是（ ）。
   A. 利用安全期
   B. 使用避孕套
   C. 口服短效避孕药
   D. 口服长效避孕药
   E. 放置宫内节育器

7. 妊娠合并梅毒的处理方式不正确的是（ ）。
   A. 早期梅毒：青霉素800万U，共14日
   B. 早期梅毒：苄星青霉素G 240万U，肌内注射1次，1周后再注射240万U
   C. 晚期梅毒：青霉素800万U，肌内注射，每周1次，共3次
   D. 新生儿先天性梅毒：用青霉素水剂5万U/kg静脉滴注，或普鲁卡因青霉素每日1次，共10~14日
   E. 治疗3个月、6个月、1年后要随访，并做RPR随访

8. 老年抑郁症是老年人常见的精神问题，主要临床表现是（　）。
A. 感知觉减退
B. 情绪抑郁、思维障碍
C. 痴呆
D. 认知能力减低、失活
E. 肢体活动不灵活

9. 肾功能不全患者禁用（　）。
A. 四环素
B. 异烟肼
C. 环丙沙星
D. 多西环素
E. 氨苄西林

10. 下列哪一项属于卵巢良性肿瘤（　）。
A. 内胚窦瘤
B. 库肯勃瘤
C. 颗粒细胞瘤
D. 卵泡膜细胞瘤
E. 无性细胞瘤

11. 关于血液标本采血，描述错误的是（　）。
A. 毛细血管采血：成人常在指端（两侧），婴幼儿可在踇趾或足跟，烧伤患者可选择皮肤完整处采血。采血部位应无炎症或水肿
B. 静脉采血：一般多在肘部静脉、腕部或手背静脉，婴幼儿在颈外静脉采血
C. 进行血小板功能检查时，注射器和容器需先经硅化处理，以防止血小板接触玻璃器皿被激活
D. 动脉采血：多在股动脉穿刺采血，也可用肱动脉或桡动脉采血。采集的血液标本必须与空气隔离，立即送检
E. 特殊情况下，可从静脉输液管中采取血液标本

12. 男性，5岁，咳嗽5个月，凌晨及活动后加剧，服用多种抗生素无效，服用特布他林后有缓解。查体：无发热，面及颈部散在湿疹。两肺呼吸音粗。最可能的诊断是（　）。
A. 儿童哮喘
B. 咳嗽变异性哮喘
C. 支气管淋巴结核
D. 毛细支气管炎
E. 支气管异物

13. 咽壁非感染性咽痛的病因不包括（　）。
A. 咽壁异物
B. 恶性肿瘤
C. 扁桃体炎
D. 茎突过长
E. 舌咽神经痛

14. 关于睑腺炎的处理，叙述不正确的是（　）。
A. 局部滴抗生素滴眼液（10%磺胺醋酰钠或0.1%利福平），晚间涂0.3%氧氟沙星眼膏
B. 每日3~4次热敷患眼，每次10~15分钟，可促进硬结吸收或软化
C. 如局部炎症剧烈或伴有发热、耳前或颌下淋巴结肿大，可口服抗生素
D. 皮下或结膜下出现脓头时，可切开排脓。内睑腺炎切口应平行于睑缘，外睑腺炎切口应与睑缘垂直
E. 睑板腺囊肿较小时，可用抗生素药物滴眼治疗，局部按摩可促进吸收。睑板腺囊肿较大时可手术切除，老年患者的切除标本应送病理检查，以排除睑板腺癌的可能

15. “星烁征”也叫“灯塔征”，可见于（　）。
A. 耳硬化症
B. 慢性化脓性中耳炎

C. 大疱性鼓膜炎
D. 急性化脓性中耳炎
E. 以上均是

16. 从病因角度看，龋病也可称为牙齿硬组织的（　）。
A. 物理损伤性疾病
B. 酸蚀破坏性疾病
C. 细菌感染性疾病
D. 免疫性疾病
E. 化学溶解性疾病

17. 黄疸按发病机制分类，不包括（　）。
A. 隐性黄疸
B. 溶血性黄疸
C. 肝细胞性黄疸
D. 梗阻性黄疸
E. 先天性非溶血性黄疸

18. 以下哪一项不属于凹陷性全身性水肿（　）。
A. 肾性水肿
B. 系统性红斑狼疮性水肿
C. 肝源性水肿
D. 妊娠水肿
E. 心源性水肿

19. 女性，28 岁，阴道分泌物增加，白带呈豆腐渣样，伴有外阴瘙痒。应考虑的诊断是（　）。
A. 阴道毛滴虫病
B. 淋菌性宫颈炎
C. 衣原体性宫颈炎
D. 细菌性阴道病
E. 阴道念珠菌病

20. 以下药物适宜治疗疥疮的是（　）。
A. 咪康唑软膏
B. 红霉素软膏
C. 氢化可的松软膏
D. 硫黄软膏
E. 联苯苄唑软膏

21. 躁狂发作患者睡眠障碍的特点是（　）。
A. 多梦
B. 早醒
C. 易惊醒
D. 入睡困难
E. 睡眠需要减少

22. 关于癫痫，描述错误的是（　）。
A. 癫痫是由多种病因引起大脑神经元异常放电所致的脑功能障碍综合征
B. 癫痫的临床表现为突发、短暂的意识障碍以及运动和感觉、行为异常，最常见的为抽搐发作
C. 癫痫发作连续 20 分钟以上，或反复发作超过 20 分钟以上，且在发作间歇期内意识障碍不恢复者称为癫痫持续状态
D. 原发性癫痫常在青少年期起病，与遗传有密切关系，脑部无结构变化或代谢异常
E. 继发性癫痫继发于多种器质性脑部病变的代谢障碍

23. 乳腺癌患者皮肤出现“酒窝征”，这是因为（　）。
A. 累及 Cooper 韧带
B. 累及乳管
C. 皮下淋巴管堵塞
D. 多发肿块
E. 肿块增大

24. 短暂性脑缺血发作导致的神经功能缺损症状、体征应在多长时间内完全消失（　）。
A. 3 小时

B. 8 小时
C. 12 小时
D. 24 小时
E. 36 小时

25. 室上性心动过速的主要表现是（　）。
A. 突然发作，突然终止，节律规整，心率200次/分左右
B. 突然发作，突然终止，节律略不整，伴有血流动力学改变，100~150次/分
C. 突然发作，突然终止，节律不齐，强弱不一，心率100次/分左右
D. 突然发作，突然终止，节律规整，心率120次/分左右
E. 突然发作，突然终止，心率时快时慢，心率40~120次/分

26. 鳞癌的肺外表现（伴癌综合征）包括（　）。
A. 心前区绞痛
B. 水样腹泻
C. 杵状指（趾）
D. 硬皮病
E. 哮喘样呼吸困难

27. 男性，21岁，奔跑后出现呼吸困难、喘憋。查体：双肺布满哮鸣音。最可能的诊断是（　）。
A. 气胸
B. 运动性哮喘
C. 心源性哮喘
D. 上呼吸道感染
E. 支气管扩张

28. 慢性胃窦炎最重要的病因是（　）。
A. 自身免疫力下降
B. 急性应激性疾病
C. 沙门菌感染
D. 幽门螺杆菌感染
E. 以上均不是

29. 对急性胰腺炎症状的描述不正确的是（　）。
A. 中上腹部疼痛，弯腰抱膝位可减轻疼痛，是急性胰腺炎的主要表现
B. 呕吐为反射性，也可能由肠道胀气、麻痹性肠梗阻或腹膜炎引起。呕吐后腹痛缓解
C. 发热通常为中度以上，持续3~5日
D. 休克由急性周围循环衰竭有效循环血容量不足引起
E. 水电解质及酸碱平衡失调，脱水、呕吐致代谢性碱中毒，重症休克可有代谢性酸中毒

30. 尿毒症贫血的主要原因是（　）。
A. 血液透析过程失血
B. 骨髓抑制
C. 红细胞寿命缩短
D. 造血原料缺乏
E. 肾脏产生EPO减少

31. 特发性血小板减少性紫癜的典型骨髓象表现是（　）。
A. 巨核细胞增多
B. 巨核细胞减少
C. 巨核细胞数增多伴成熟障碍
D. 有核细胞增生活跃
E. 粒细胞系统、红细胞系统、巨核细胞系统三系病态造血

32. 关于急性白血病的健康指导，不正确的是（　）。
A. 长期接触放射线、化学制剂的人员，应警惕白血病
B. 白血病患者应注意营养、休息，保

持乐观情绪

C. 白血病患者应少去公共场所以防止感染

D. 白血病患者缓解出院后，应遵医嘱定期复查，巩固治疗，发现病情变化及时就医

E. 对持续缓解2年以上者，应鼓励其恢复正常工作和学习

33. 以下哪一项不属于痛风的临床分期（　）。

A. 有症状期

B. 无症状期

C. 急性关节炎期

D. 间歇期

E. 慢性关节炎期

34. 关于霍乱的分型，叙述错误的是（　）。

A. 霍乱是由霍乱弧菌所致的烈性肠道传染病，发病急，传播快。根据临床表现轻重不同，霍乱可分为4种类型

B. 轻型霍乱每日腹泻不超过10次，无脱水表现，血压、脉搏正常

C. 中型霍乱泻吐次数较多，每日腹泻10~20次，有脱水表现，血压下降，脉搏正常，24小时尿量在500ml以下

D. 重型霍乱脱水严重，休克状态，血压低或测不出，脉细速常无法触及，无尿

E. 中毒型霍乱即干性霍乱，起病急骤，不待吐泻症状出现即迅速进入中毒性循环衰竭而死亡

35. 混合痔是指（　）。

A. 两个以上内痔

B. 内痔多发，遍置一周

C. 内痔突出肛门外

D. 痔与瘘同时存在

E. 内痔通过丰富的静脉丛吻合支和相应部位的外痔相互融合

二、多选题（以下每道考题有5个备选答案，每题至少有2个正确答案）

1. 梅尼埃病的主要病理改变有（　）。

A. 蜗管扩张，严重时充满前庭，可与前庭骨壁相触，蜗管尖端可经蜗孔疝入鼓阶，蜗管容量可扩大2~4倍

B. 球囊明显扩张，囊壁可触及镫骨足板，多次发作后可与镫骨足板有纤维粘连

C. 膜迷路压力增高，可使膜迷路破裂，内外淋巴液混合产生生化改变，穿孔小可自行愈合，功能恢复，也可再次破裂；穿孔大者，可形成持久的瘘管，症状缓解，可不再发作，膜迷路破裂后，可完全塌陷

D. 内淋巴囊内壁上皮皱褶可因受压变浅或消失，囊壁可有纤维样改变

E. 螺旋器听细胞和支持细胞、神经纤维和神经节细胞退行性变，血管纹萎缩

2. 关于头皮血肿的处理原则，描述不正确的是（　）。

A. 采用局部适当加压包扎

B. 均需切开引流

C. 均需静脉输血抗休克

D. 均需穿刺抽除积血加压包扎

E. 巨大头皮血肿易引起中线移位，故需脱水治疗

3. 对尿失禁的症状描述正确的有（　）。

A. 充溢性尿失禁：尿液不断地自尿道中滴出，患者的膀胱呈膨胀状态

B. 无阻力性尿失禁：患者在站立时尿液部分由尿道流出

C. 反射性尿失禁：患者不自主地间歇排尿，排尿有感觉

D. 急迫性尿失禁：患者有十分严重的尿频、尿急，由于强烈的逼尿肌无抑制性收缩而发生尿失禁

E. 压力性尿失禁：当腹压增加如咳嗽、打喷嚏或跑步时即有尿液自尿道流出

4. 对Ⅲ度烧伤描述正确的有（　）。

A. 创面蜡白或焦黄，甚至炭化

B. 可见粗大栓塞的树枝状血管网

C. 全层皮肤烧伤，皮肤坏死、脱水后形成焦痂

D. 烧伤深度深，渗液多，创面疼痛明显

E. 愈合后形成瘢痕，且造成畸形

5. 瘫痪的典型症状是（　）。

A. 截瘫

B. 脑干病变

C. 面肌强直

D. 面纹消失

E. 感觉障碍和营养障碍

6. 月经失调是一种常见的妇科疾病，应进行鉴别诊断的是（　）。

A. 月经先期

B. 月经后期

C. 月经先后无定期

D. 月经过多

E. 月经过少

7. 关于咯血，描述正确的是（　）。

A. 咯血是独立疾病

B. 咯血是指喉以下呼吸道任何部位出血，经口咯出

C. 小咯血指每次咯血量少于100ml

D. 中等量咯血指每次咯血量100~200ml

E. 大咯血指每次咯血量大于200ml或24小时内咯血量超过300ml

8. 对经现场初步急救，但有并发症的电击伤患者，应及时送往上级医院进一步治疗。在转送过程中有哪些注意事项（　）。

A. 保持呼吸通畅，必要时给予吸氧。对可能发生呼吸道梗阻者，应预防性建立人工气道，包括气管插管或气管切开

B. 对有较大烧伤创面的患者，应注意创面保护，防止污染和进一步损伤

C. 对合并四肢骨折的患者，在搬运过程中应注意适当固定，保护患肢

D. 电流对心脏的直接作用和组织损伤后产生的缺氧、酸中毒、高钾血症等均可引起心律失常，在转诊过程中应密切观察心律变化

E. 对休克者，应给予常规抗休克治疗，并注意检查是否合并有内脏损伤

9. 接种下列哪种制剂可获得主动免疫（　）。

A. 菌苗

B. 抗毒素

C. 类毒素

D. 活疫苗

E. 灭活疫苗

10. 急性肾小球肾炎的转诊指征包括（　）。

A. 并发急性心衰

B. 并发高血压脑病

C. 并发急性肾衰

D. 并发急进性肾炎

E. 并发肉眼血尿

11. 心房颤动简称房颤，对房颤描述错误的有（　）。
A. 房颤大多发生于器质性心脏病患者
B. 初发心房颤动可分为有症状的和无症状的，发生时间不明，反复发作
C. 阵发性心房颤动持续时间小于 5 日，能自行终止
D. 持续性心房颤动持续时间大于 7 日，不能自行终止
E. 持久性心房颤动不能终止，终止后又复发，持续时间 1 年以上

12. 房室传导阻滞可分为（　）。
A. Ⅰ度传导阻滞
B. Ⅱ度传导阻滞
C. Ⅲ度传导阻滞
D. Ⅳ度传导阻滞
E. Ⅴ度传导阻滞

13. 肺炎按解剖学或影像学分类包括（　）。
A. 支原体肺炎
B. 间质性肺炎
C. 大叶性肺炎
D. 小叶性肺炎
E. 寄生虫性肺炎

14. 溃疡性结肠炎的病理改变是（　）。
A. 腺体变形
B. 大量新生肉芽组织增生
C. 溃疡愈合而瘢痕形成
D. 炎性息肉
E. 非干酪样肉芽肿

15. 关于特殊类型的消化性溃疡，描述正确的有（　）。
A. 球后溃疡多发生在十二指肠乳头远端，具有 DU 的临床特点，易并发出血
B. 幽门管溃疡易诱发梗阻、出血和穿孔，缺乏典型的溃疡症状
C. 无症状性溃疡也叫无痛性溃疡，当发生出血、穿孔等并发症时才被发现
D. 老年人消化性溃疡幽门管区黏膜随年龄增长扩大下移，故 GU 的部位较低，并发症较多
E. 复合性溃疡是胃和十二指肠同时发生溃疡

16. 关于克罗恩病，描述正确的有（　）。
A. 克罗恩病也称局限性肠炎、局限性回肠炎、节段性肠炎或肉芽肿性肠炎，是原因明确的胃肠道慢性炎性肉芽肿性疾病
B. 克罗恩病的病理特点是全壁增殖性炎症，侵犯肠系膜和肠系膜淋巴结
C. 病变同时累及回肠末端及邻近右侧结肠者最多见
D. 病变呈节段性分布，与正常肠段界线清晰，呈跳跃区特征
E. 病理变化可分为急性炎症期、溃疡形成期、狭窄期和瘘管形成期

17. 糖尿病肾病的临床分期包括（　）。
A. Ⅰ期
B. Ⅱ期
C. Ⅲ期
D. Ⅳ期
E. Ⅴ期

18. 关于卧位型心绞痛，描述正确的是（　）。
A. 可出现心肌梗死或猝死
B. 属于稳定型心绞痛范畴
C. 硝酸甘油疗效较差
D. 午睡时偶发
E. 可能与冠心病患者左心室功能下降有关

19. 患者有下列哪些临床表现时应考虑肺结核的可能（　）。
   A. 咳嗽、咳痰 2 周以上，可伴胸痛、咯血、气短等症状，抗感染治疗无效者
   B. 发热，午后明显，可伴盗汗、乏力、食欲缺乏、体重减轻、月经失调等
   C. 发病前出现结核变态反应如结节性红斑、疱疹性结膜炎和结节性风湿症等
   D. 结核菌素皮肤试验：未接种卡介苗者出现阳性提示已感染或体内有活动性结核，但应结合临床判定。当强阳性时表现处于超敏感状态，发病概率高
   E. 体征常不明显，与肺部病变范围、病理性质有关

20. 对于前列腺炎可采取的处理措施有（　）。
   A. 抗感染
   B. α 受体阻断剂
   C. 前列腺按摩
   D. 微波和射频
   E. 热坐浴

三、案例分析题（每个案例至少有 3 个提问，每个提问有多个备选答案，其中正确答案有 1 个或几个）

（1~4 题共用题干）

男性，66 岁，近 2 年出现讲话时突然沉默不语，约 2 小时后转为正常，有时出现视幻觉。近 1 年出现双手抖动。查体：双上肢肌张力齿轮样增高。

1. 该患者最可能的诊断是（　）。
   A. 路易体痴呆
   B. 帕金森病
   C. 血管性痴呆
   D. Alzheimer 病
   E. 帕金森综合征

2. 对于该病的治疗叙述正确的是（　）。
   A. 硫利达嗪可用于治疗
   B. 目前有较好的治疗方法
   C. 氟哌啶醇可用于治疗
   D. 目前无治疗方法
   E. 本病预后很好

3. 对于该病认知改善有比较肯定疗效的是（　）。
   A. 5-羟色胺再摄取抑制剂
   B. 抗精神病药物
   C. 胆碱酯酶抑制剂
   D. 去甲肾上腺素再摄取抑制剂

4. 该病的特点是（　）。
   A. 兼有 Alzheimer 病认知功能障碍和癫痫的症状
   B. 兼有 Alzheimer 病认知功能障碍和血管性痴呆的特点
   C. 兼有 Alzheimer 病认知功能障碍和帕金森的运动功能障碍
   D. 兼有 Alzheimer 病认知功能障碍和额颞叶痴呆的表现

（5~9 题共用题干）

女性，31 岁，因低热、乏力、盗汗、干咳 2 个月入院诊治。X 线胸片提示：右肺片状阴影伴空洞。痰涂片可找到抗酸杆菌。

5. 肺结核的常见症状有（　）。
   A. 盗汗
   B. 午后低热
   C. 食欲缺乏

D. 胸痛

E. 消瘦

F. 咯血

G. 咳嗽2~3周

6. 该患者应诊断为下列哪种类型的肺结核（　）。

A. 晚期肺结核

B. 成人肺结核

C. Ⅰ型肺结核

D. Ⅱ型肺结核

E. Ⅲ型肺结核

F. Ⅳ型肺结核

G. Ⅴ型肺结核

7. 对该患者初治最佳短程化疗方案是（　）。

A. 2HRSE/7HRE

B. 2HRSE/4HRE

C. 2HRS/4HR

D. 2HRZS/4HRE

E. 2HRZ/4HR

F. 2HRZE/7HRE

8. 治疗2个月后肝功：ALT 340U/L，AST 200U/L，T-Bill 83.5μmol/L，肝炎分型检查均为阴性。患者应考虑为（　）。

A. 甲型肝炎

B. 乙型肝炎

C. 丙型肝炎

D. 酒精性肝炎

E. 药物性肝损害

F. 急性黄疸型肝炎

9. 该患者有一个5岁儿子，应对其采取哪些处理措施（　）。

A. 摄胸片

B. 结核菌素试验

C. 红细胞沉降率

D. 血常规

E. 胸部CT

F. 暂时避免与其母亲密切接触

（10~12题共用题干）

男性，5岁，发热3天，体温38.5℃左右，伴头痛、肌痛，左耳垂下肿大、疼痛，张口时疼痛加重。血常规WBC 4×10^9/L，淋巴细胞0.7，约3周前曾接触有相同症状的亲属。

10. 患儿可能的诊断是（　）。

A. 白血病

B. 结核病

C. 手足口病

D. 化脓性腮腺炎

E. 流行性腮腺炎

11. 该患儿应注意的并发症有（　）。

A. 败血症

B. 心肌炎

C. 睾丸炎

D. 支气管炎

E. 支气管肺炎

F. 脑膜炎

12. 该病的健康指导有（　）。

A. 麻风腮三联疫苗第1次接种是在1岁，第2次接种为7岁，第3次接种为18岁

B. 使用腮腺炎减毒活疫苗进行常规接种

C. 在流行季节，室内要经常通风换气，减少集体活动

D. 定期开展对托幼园所、学校等集体单位的预防流行性腮腺炎知识宣传

E. 隔离期自发病至腮腺肿大消失为止，轻症患者可在家隔离治疗

F. 隔离期为3周左右

（13~17题共用题干）

男性，20岁，近几个月常出现胸闷、心

悸、气短，运动后尤为明显，伴发热、出汗、心跳加快、疲乏无力，常出现头痛。发病前3周有鼻塞、流涕等感冒症状。无其他疾病史。查体：T 37.4℃，P 102 次/分，R 21 次/分，BP 120/84mmHg。神清，心率 102 次/分，第一心音减弱，心律不整，可闻期前收缩 32 次/分，各瓣膜区未闻杂音，双肺检查未发现异常。肝脾肋下未触及。心电图：窦性心动过速、频发室性期前收缩，二联律；各导联 ST 段水平下移 0.1~0.15mV，V_1~V_6 T 波倒置。心肌酶：AST 56U/L、LDH 364U/L、CK 1070U/L、CK-MB 90U/L。胸部X线：心肺未发现异常。心脏B超：室壁运动减弱，符合心肌炎改变。

13. 该患者的诊断是（ ）。
  A. 扩张型心肌病
  B. 二尖瓣脱垂
  C. 风湿性心肌炎
  D. 急性病毒性心肌炎
  E. 甲状腺功能亢进性心脏病

14. 该病的诊断依据是（ ）。
  A. 发病前3周有鼻塞、流涕等感冒症状
  B. 感冒后出现不能用一般原因解释的疲乏无力和胸闷、心悸、气短
  C. 心电图：窦性心动过速、频发室性期前收缩，二联律；各导联 ST 段水平下移，T 波倒置。心肌酶显著增高：LDH 364U/L、CK 1070U/L、CK-MB 90U/L
  D. 患者为青壮年，既往体健，无风湿性心肌炎、中毒性心肌炎、β受体功能亢进、二尖瓣脱垂等病史

15. 对本病的治疗原则是（ ）。
  A. 早期大量激素治疗
  B. 卧床休息，高热量、高维生素饮食
  C. 应用抗病毒药物
  D. 对症、支持治疗
  E. 频发室性期前收缩、二联律采用抗心律失常的药物

16. 急性重症病毒性心肌炎的处理措施正确的有（ ）。
  A. 均应卧床休息和心电监护
  B. 早期诊断和及时救治是提高本病抢救成功的关键
  C. 早期如伴有心源性休克死亡率高，应及早采用综合措施及时救治
  D. 卧床休息是唯一有效的治疗手段
  E. Ⅲ度 AVB 或高度 AVB 给予安装临时起搏器以度过急性期

17. 本病的预后情况如何（ ）。
  A. 少数预后良好
  B. 大多数预后不良
  C. 大多数形成心肌病
  D. 大多数留有心律失常
  E. 大多数经过适当的治疗能痊愈

（18~20 题共用题干）

女性，47岁，孕1产1，20年前剖宫生产。近2个月经血量减少，周期正常，无痛经，末次月经在10天前。腹胀3个月，进行性加重，腹部逐渐膨大，食欲缺乏，体重略减轻，排尿、排便正常。腹部检查：腹部外观呈“蛙腹状”，移动浊音（+）；妇科检查：外阴（-），阴道（-），宫颈光滑，子宫附件因腹胀明显触诊不清；三合诊：子宫-直肠凹内触及“月牙样”硬性结节。无肝炎及结核病史。母亲76岁，曾患乳腺癌。

18. 该患者可能的诊断是（ ）。
  A. 胃癌
  B. 子宫内膜异位症
  C. 肝癌
  D. 肝硬化
  E. 结肠癌
  F. 卵巢癌

G. 溃疡性结肠炎

19. 为明确诊断，还需要进行的检查有（ ）。
A. B超
B. MRI
C. 腹水细胞学
D. CT
E. PET/CT
F. 血 CA125、CA19-9、CEA

20. B超检查：双侧卵巢囊实性肿块，右侧直径8cm、左侧直径5cm，以实性为主，血流丰富，大量腹水；CA125 1200mU/ml；腹水细胞学查见癌细胞。最可能的诊断是（ ）。
A. 转移性卵巢癌
B. 晚期胰腺癌
C. 早期卵巢癌
D. 晚期胃癌
E. 晚期卵巢癌

（21~26题共用题干）

男性，24岁，从高处跌下受伤，半小时后被送入急诊室。查体：血压30/15mmHg，神清，气促，面色苍白，四肢发凉，脉细弱，左侧胸压痛明显、胸廓塌陷、有骨擦感及反常呼吸征，左胸见一处2cm×2.5cm创口，可听到气体出入创口响声，左侧呼吸音消失，右侧呼吸音减低。

21. 根据资料可以明确的诊断有（ ）。
A. 血胸
B. 多发性肋骨骨折
C. 创伤性休克
D. 心脏压塞
E. 外伤性膈疝
F. 开放性气胸
G. 张力性气胸

22. 开放性气胸时纵隔的位置变化是（ ）。
A. 呼气时偏向患侧
B. 呼气时偏向健侧
C. 呼气时回至原位
D. 吸气时偏向患侧
E. 吸气时偏向健侧
F. 吸气时回至原位
G. 吸气与呼气时均偏向患侧
H. 吸气与呼气时均偏向健侧

23. 对该患者最紧急的处理是（ ）。
A. “浮动胸壁”加压包扎
B. 开胸探查
C. 快速输血输液
D. 左胸闭式引流
E. 左胸封闭开放性伤口
F. 气管切开
G. 给氧

24. 急诊时应优先申请哪项辅助检查（ ）。
A. CT
B. 血常规及血型
C. 血气分析
D. 肺功能
E. 心电图
F. X线胸片
G. 肝、肾功能
H. 尿常规

25. 询问患者伤情时还应重点了解的情况有（ ）。
A. 伤前健康状况
B. 咯血
C. 排尿情况
D. 家族遗传病史
E. 呕吐情况
F. 受伤体位
G. 昏迷程度
H. 搬动方式

26. 体格检查时，重点检查项目有（　）。
A. 肝、脾
B. 心、肺
C. 四肢
D. 气管
E. 颈静脉
F. 胸壁
G. 瞳孔
H. 膝腱反射
I. 脊柱

（27~30 题共用题干）

男性，72 岁，化工厂工作，因反复咳嗽、咳痰 15 年，气促 3 年，加重 1 周入院诊治。患者 15 年来，每年咳嗽、咳痰达 3 个月以上，冬春季节转换时多发。嗜烟，每日 25 支（50 余年）。查体：T 36.8℃，R 28 次/分，神清，气促，烦躁不安，唇甲发绀，球结膜充血、水肿。咽稍红，双侧扁桃体无肿大。颈静脉怒张，肝颈征阳性。气管居中，双肺叩诊过清音，双肺呼吸音粗，双肺可闻散在干湿啰音。心界不大，心率 110 次/分。腹平软，肝脾肋下未及。双下肢轻度水肿。

27. 该患者可能的诊断是（　）。
A. 肺结核
B. 呼吸衰竭
C. 慢性阻塞性肺疾病
D. 慢性支气管炎急性发作
E. 肺源性心脏病
F. 支气管哮喘急性发作

28. 胸片提示：双肺纹理增粗紊乱，右下肺动脉干直径 16mm；肺功能检查：$FEV_1/FVC < 70\%$，$FEV_1 < 30\%$ 预计值；血气分析：PO_2 50mmHg，PCO_2 70mmHg。提示的诊断是（　）。
A. 肺结核
B. Ⅱ型呼吸衰竭
C. 慢性阻塞性肺疾病
D. 慢性支气管炎急性发作
E. 肺源性心脏病
F. 支气管扩张症

29. 血常规提示：WBC $15 \times 10^9/L$，N 86%，L 14%。可给予的治疗措施有（　）。
A. 糖皮质激素
B. 支气管舒张剂
C. 控制性吸氧
D. 抗感染治疗
E. 持续低流量吸氧

30. 患者经治疗后好转出院，应给予的健康指导是（　）。
A. 口服糖皮质激素
B. 流感疫苗
C. 戒烟
D. 长期家庭氧疗
E. 康复运动

（31~34 题共用题干）

女性，63 岁，因自觉食欲明显增加半年，自觉“长胖很多”入院诊治。辅助检查：C 肽释放试验结果为空腹 580pmol/L，1 小时 1120pmol/L，2 小时 1650pmol/L，3 小时 866pmol/L；糖化血红蛋白 11%；24 小时尿 C 肽为 18.4μg，24 小时尿蛋白 118mg。体型较肥胖。

31. 根据资料，对该患者正确的诊断是（　）。
A. 胰岛 B 细胞明显减少
B. 2 型糖尿病
C. 过去 2 个月内血糖高于正常
D. 胰岛 B 细胞分泌功能障碍
E. 1 型糖尿病
F. 糖尿病肾病（Ⅳ期）

32. 患者已确诊为 2 型糖尿病，糖尿病肾病

Ⅲ期，单纯性肥胖。对 2 型糖尿病叙述错误的是（　）。

A. 2 型糖尿病发生糖尿病肾病的概率约为 20%
B. 2 型糖尿病有酮症发生倾向
C. 2 型糖尿病谷氨酸脱羟酶抗体（GAD）阳性
D. 2 型糖尿病占糖尿病患者 70% 以上
E. 胰岛细胞抗体（ICA）常阴性
F. 患者尿蛋白排出率与糖化血红蛋白呈正相关
G. 2 型糖尿病有关并发症较 1 型糖尿病出现晚
H. 2 型糖尿病发病较 1 型糖尿病发病急
I. 2 型糖尿病与 HLA 相关抗原关系明显
J. 2 型糖尿病多为儿童、青少年发病

33. 需排除因其他原因引起的血糖升高、尿糖阳性或糖耐量降低的情况有（　）。
A. 甲状腺功能亢进症
B. 肢端肥大症
C. 弥漫性胰腺病变
D. 肝脏疾病
E. 醛固酮瘤
F. 库欣综合征
G. 生长抑素瘤
H. 长期应用超生理量的糖皮质激素

34. 对该患者应采取的治疗措施有（　）。
A. 应用胰岛素治疗
B. 适当体育活动
C. 行胰岛移植术
D. 强调饮食控制
E. 应用双胍类降糖药
F. 应用格列本脲降血糖
G. 应用胰岛素泵
H. 积极控制体重

（35~37 题共用题干）

女性，23 岁，近半年反复中上腹疼痛，痛向背部放射，伴反酸与夜间痛。既往有 2 次黑便史。

35. 该患者最可能的诊断是（　）。
A. 克罗恩病
B. 十二指肠球部溃疡
C. 胆石症
D. 慢性胃炎
E. 结肠癌
F. 功能性胃肠病
G. 慢性胰腺炎

36. 为明确诊断，应首先进行的检查是（　）。
A. 胃液分析
B. 钡剂检查
C. 粪便细菌培养
D. 血清胃泌素
E. 胃镜检查
F. 便潜血试验

37. 胃镜提示：十二指肠球部溃疡（活动期）。十二指肠球部溃疡的临床表现是（　）。
A. 90% 患者幽门螺杆菌阳性
B. 空腹痛
C. 血清胃泌素水平明显升高
D. 很少发生癌变
E. 多见前壁溃疡穿孔

（38~41 题共用题干）

女性，27 岁，水肿、少尿 1 周。辅助检查：BP 115/75mmHg。血常规正常，血浆清蛋白 23g/L，转氨酶正常，肾功能正常，总胆固醇增高，24 小时尿蛋白定量 9g。

38. 该患者最可能的诊断是（　）。
A. 急性膀胱炎
B. 重度营养不良

C. 急性肾盂肾炎
D. 狼疮肾炎
E. 急性间质性肾炎
F. 肾病综合征
G. 急性肾小球肾炎
H. 右心衰竭

39. 对该患者有诊断价值的检查是（　）。
A. 血浆蛋白
B. 肾功能
C. 血脂
D. 24 小时尿蛋白定量
E. 血常规

40. 对该患者可选择的治疗方案是（　）。
A. 抗凝剂
B. 大剂量青霉素静滴
C. 制酸剂
D. 肾上腺皮质激素
E. 环磷酰胺

41. 若给足量的激素治疗 3 周，水肿消退，尿蛋白减少，应考虑的治疗为（　）。
A. 激素立即减量
B. 激素立即停药
C. 激素立即加量
D. 使用抗凝剂
E. 加用细胞毒药物
F. 继续使用激素，5 周后减量

（42~45 题共用题干）

男性，39 岁，因反复牙龈出血、发热 1 周入院诊治。查体：T 39.5℃，全身可见散在淤斑，胸骨压痛（+），双侧腋窝可扪及数粒肿大浅表淋巴结，双下肺可闻湿啰音，肝脾未触及。

42. 对原发病具有诊断意义的检查是（　）。
A. 心电图
B. 血常规
C. 血培养
D. 胸片
E. 腹部 CT
F. 骨髓检查
G. 头颅 CT
H. 凝血功能检查

43. 血象：血红蛋白 70g/L，白细胞 2×10^9/L，血小板 5×10^9/L；骨髓细胞形态学可见 40% 原始细胞，白血病细胞免疫分型提示该群异常细胞 CD19 阳性，HLA-DR 阳性，TdT 阳性。该患者最可能的诊断是（　）。
A. 急性单核细胞白血病
B. 急性巨核细胞白血病
C. 急性淋巴细胞白血病
D. 急性早幼粒细胞白血病
E. 急性粒细胞白血病未分化型
F. 急性粒-单核细胞白血病

44. 对该患者应尽早给予的治疗是（　）。
A. 绝对卧床
B. 输注红细胞
C. 化疗
D. 输注血小板
E. 输注血浆
F. 抗感染

45. 患者经治疗后，发热及出血等症状逐渐好转，但晨起时出现嗜睡，最可能的原因是（　）。
A. 颅内感染
B. 败血症
C. 药物因素
D. 颅内出血
E. 中枢神经系统白血病

参考答案

一、单选题

1. A	2. E	3. D	4. C	5. E	6. B	7. C	8. B	9. A	10. D
11. E	12. B	13. C	14. D	15. D	16. C	17. A	18. B	19. E	20. D
21. E	22. C	23. A	24. D	25. A	26. C	27. B	28. D	29. B	30. E
31. C	32. E	33. A	34. C	35. E					

二、多选题

1. ABCDE	2. BCDE	3. ADE	4. ABCE	5. ABCDE
6. ABCDE	7. BCD	8. ABCDE	9. ACDE	10. ABCD
11. BC	12. ABC	13. BCD	14. ABCD	15. BCE
16. BCDE	17. ABCDE	18. ACDE	19. ABCDE	20. ABCDE

三、案例分析题

1. A	2. D	3. C	4. C	5. ABCDEFG
6. E	7. D	8. E	9. BF	10. E
11. BCF	12. ABCDEF	13. D	14. ABCD	15. BCDE
16. ABCE	17. E	18. AEF	19. ACF	20. E
21. BCF	22. CE	23. ACEG	24. B	25. BCEG
26. ABDEFI	27. BCDE	28. BCE	29. ABCDE	30. BCDE
31. BCD	32. BCDGHIJ	33. ABCDEFGH	34. BDEH	35. B
36. E	37. BDE	38. F	39. ABCD	40. AD
41. DF	42. BF	43. C	44. ADF	45. D

高级卫生专业技术资格考试用书
全科医学模拟试卷（四）

中国协和医科大学出版社
北　京

模拟试卷（四）

一、单选题（以下每道考题有5个备选答案，请选择1个最佳答案）

1. 全科医学与全科医疗取得良好效果的关键是（　）。
   A. 高超的医疗技术
   B. 良好的医患关系
   C. 高端的仪器设备
   D. 高度的责任感
   E. 患者对医师的信任

2. 全科医学的基本特点是（　）。
   A. 基础性照顾、人性化照顾、可及性照顾、持续性照顾、综合性照顾和协调性照顾
   B. 专科性照顾、人性化照顾、可及性照顾、持续性照顾、综合性照顾和协调性照顾
   C. 专科性照顾、特殊化照顾、可及性照顾、持续性照顾、综合性照顾和协调性照顾
   D. 专科性照顾、特殊化照顾、高端性照顾、持续性照顾、综合性照顾和协调性照顾
   E. 专科性照顾、特殊化照顾、高端性照顾、间隔性照顾、综合性照顾和协调性照顾

3. 不属于家庭内在结构的是（　）。
   A. 角色弹性良好
   B. 家庭价值观
   C. 分享权威型
   D. 机械性沟通
   E. 家庭四世同堂

4. 婚前保健技术服务的法定内容是（　）。
   A. 婚前医学检查、婚育保健指导、婚前保健咨询
   B. 婚前医学检查、婚前卫生咨询、性卫生指导
   C. 婚前医学检查、婚前卫生指导、婚前卫生咨询
   D. 婚前医学检查、婚前卫生咨询、新婚节育指导
   E. 婚前医学检查、婚姻指导、婚前卫生咨询

5. 男性，32岁，长期吸烟。全科医师对其进行劝导，但患者说："没有问题，我爸爸已经吸了40年，身体好好的，说明我们家有对于吸烟危害的抵抗力"。针对他的情况，如果应用健康信念模式的理论，最重要的劝导是关于（　）。
   A. 效能期待
   B. 对疾病严重性的认识
   C. 对疾病易感性的认识
   D. 对行为有效性的认识
   E. 对实施或放弃行为障碍的认识

6. 全科医疗中以问题为导向的医疗记录采用（　）方法描述问题。
   A. 社区人群功能测定量表（COOP）
   B. 社区为导向的基本医疗（COPC）
   C. 以问题为导向医疗记录中问题描述的方法（SOAP）
   D. 以问题为中心的医疗记录（POMR）
   E. 世界家庭医师学会（WONCA）

7. 烟焦油中有害物质的危害是（　）。
A. 致癌
B. 导致成瘾
C. 减少肺泡含气量
D. 降低神经兴奋性
E. 减少红细胞含氧量

8. 下列关于脂肪瘤的叙述正确的是（　）。
A. 位于皮内
B. 脂肪瘤多有明显症状
C. 界限不清楚
D. 表面不光滑
E. 多发性脂肪瘤有家族史

9. 肝性脑病患者灌肠或导泻时禁用（　）。
A. 25% 硫酸镁
B. 生理盐水
C. 生理盐水加食醋
D. 肥皂水
E. 乳果糖加水

10. 疾病的三间分布是指（　）。
A. 时间分布、地区分布、人群分布
B. 年龄分布、性别分布、职业分布
C. 季节分布、地区分布、人群分布
D. 年龄分布、性别分布、季节分布
E. 年龄分布、季节分布、地区分布

11. 循证医学的证据中质量最高的是（　）。
A. 专家意见
B. 多个质量可靠的大样本随机对照试验所做的系统评价或 Mate 分析
C. 单个样本量足够的随机对照试验结果
D. 设有对照组但未用随机方法分组的研究
E. 无对照的系列病例观察

12. 传染过程的表现最常见的一种是（　）。
A. 显性感染
B. 隐性感染
C. 病原体被清除
D. 病原携带状态
E. 潜伏性感染

13. 男性，16 岁，学生，不规则发热半个月，体温 38~40℃，无畏寒、寒战，伴食欲缺乏，在当地医院不规则使用过青霉素、氨苄西林治疗无好转。入院查体：体温 40℃，脉搏 60 次/分，血压 102/68mmHg，表情呆滞，心肺无异常，腹软。上述病情介绍中，对诊断意义最大的是（　）。
A. 男性，16 岁，学生
B. 不规则发热半个月，体温 38~40℃
C. 无畏寒、寒战，伴食欲缺乏
D. 体温 40℃，脉搏 60 次/分
E. 不规则使用过青霉素、氨苄西林治疗无好转

14. 下列疾病可引起先昏迷后发热的是（　）。
A. 败血症
B. 脑出血
C. 流行性出血热
D. 流行性乙型脑炎
E. 流行性脑脊髓膜炎

15. 青春期无排卵型功能失调性子宫出血的原因是（　）。
A. 缺乏孕激素
B. 缺乏雌激素
C. 凝血功能异常
D. 子宫内膜增生过度
E. 子宫内膜发育不良

16. 女性，53 岁，4 年来逐渐出现上腹胀满，食欲减退，伴舌炎及巨幼细胞贫血。胃镜见胃黏膜红白相间，以白为

主。该患者诊断首先考虑为（　）。
A. 早期胃癌
B. 慢性浅表性胃炎
C. 急性胃黏膜病变
D. 慢性肥厚性胃炎
E. 慢性萎缩性胃炎

17. 根据腹痛部位判断病变部位时，下列叙述错误的是（　）。
A. 右下腹痛多为回盲部病变
B. 右上腹痛多为肝胆病变
C. 上腹痛时病变必然在胃或十二指肠
D. 脐周腹痛多为小肠病变
E. 左上腹痛应考虑胰腺病变

18. 男性，18 岁，全身水肿乏力 3 周，尿少 3 天，血压 120/75mmHg，Hb 160g/L，ESR 60mm/h，尿蛋白（++++），RBC 0~2 个/HP，血清清蛋白 20g/L，血肌酐 55μmol/L，尿蛋白定量 5.6g/24h。药物治疗最正确的是应用（　）。
A. 利尿药
B. 泼尼松
C. 血浆
D. 肝素抗凝疗法
E. 环磷酰胺

19. 绞窄性肠梗阻最易发生的酸碱失衡是（　）。
A. 呼吸性碱中毒
B. 代谢性酸中毒
C. 代谢性碱中毒
D. 呼吸性酸中毒
E. 呼吸性酸中毒合并代谢性碱中毒

20. 腹水患者腹水检查为漏出液，可排除下列哪种疾病（　）。
A. 肝硬化
B. 缩窄性心包炎
C. 肾病综合征
D. 重度营养不良
E. 结核性腹膜炎

21. 男性，11 岁，食用新鲜蚕豆后出现黄疸及排酱油色尿，下列最有诊断意义的检查是（　）。
A. 酸溶血试验阳性
B. 尿含铁血黄素试验阳性
C. 红细胞脆性试验
D. 高铁血红蛋白还原试验
E. 抗人球蛋白试验

22. 关于疱疹样口炎的特征叙述正确的是（　）。
A. 溃疡单发，病程长，呈潜掘状
B. 多发溃疡可达几十个，直径 1~2mm，亦可融合成片，多见于口底、舌腹黏膜
C. 一般 1~5 个溃疡，直径 2~4mm，多发生于唇颊黏膜
D. 多为单个大溃疡，直径超过 1cm，多发于颊、软腭等处
E. 数目、大小不等，有明显的局部刺激因素

23. 鼻腔前下方利特尔区出血最佳治疗方法是（　）。
A. 鼻腔烧灼
B. 前鼻孔填塞
C. 后鼻孔填塞
D. 切开引流，不行鼻腔填塞
E. 切开引流，行鼻腔填塞

24. 女性，37 岁，间断发作下腹部疼痛伴腹泻 3 年，每日排便 4~5 次，脓血便，排便后疼痛可缓解。近日食欲缺乏，乏

力，体重明显减轻。结肠镜检查见水肿、充血、质脆，病变处可见弥漫性、多发糜烂和浅表溃疡。该患者最可能的诊断是（　）。
A. 肠道寄生虫病
B. 肠道菌群失调
C. 克罗恩病
D. 肠易激综合征
E. 溃疡性结肠炎

25. 怀疑有糖尿病，但空腹及餐后血糖未达诊断标准时需做（　）。
A. 糖化血红蛋白
B. 胰岛素释放试验检查
C. 葡萄糖耐量试验（OGTT）
D. C 肽浓度测定
E. 血乳酸测定

26. 单纯白内障摘除术后眼睛的屈光状态为（　）。
A. 老视
B. 正视
C. 高度近视
D. 近视散光
E. 高度远视

27. 急性心肌梗死合并三度房室传导阻滞时最好使用（　）。
A. 地高辛
B. 阿托品
C. 胺碘酮
D. 肾上腺素
E. 临时心脏起搏器

28. 良性前列腺增生症最主要的症状是（　）。
A. 尿频
B. 尿潴留
C. 会阴部胀痛
D. 尿道狭窄
E. 进行性排尿困难

29. 男性，45 岁，自觉反复胸闷、心悸，心脏听诊心律失常，心电图表现如下图，应考虑为（　）。

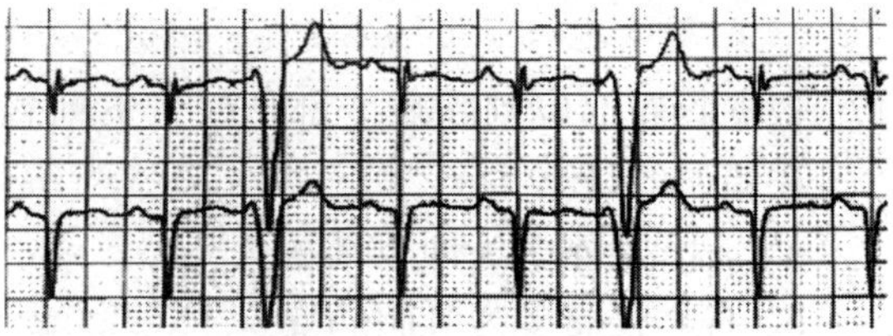

A. 房性期前收缩
B. 房性期前收缩伴室内差异传导
C. 交界性期前收缩
D. 多源性室性期前收缩
E. 室性期前收缩三联律

30. 在脑血管疾病中，起病速度最快的是（　）。
A. 脑出血
B. 脑栓塞
C. 脑血栓形成
D. 腔隙性脑梗死
E. 蛛网膜下腔出血

31. 5 天男婴，旧法接生，突然出现烦躁不安，吸奶困难，次日出现四肢、颈、躯干呈强直性痉挛，频繁发作。应考虑为（　）。
A. 新生儿败血症
B. 新生儿颅内出血
C. 新生儿肺炎
D. 新生儿破伤风
E. 新生儿窒息

32. 关于计划免疫叙述不正确的是（　）。
A. 计划免疫是根据传染病的疫情监测和人群免疫水平的调查结果分析制定的

B. 计划免疫的实施是按照科学的免疫程序，合理地、有计划地进行预防接种
C. 计划免疫的目的是提高个体免疫水平
D. 计划免疫可以达到控制相应传染病的目的
E. 计划免疫可以达到消灭相应传染病的目的

33. 椎动脉型颈椎病的眩晕属于（　）。
A. 耳源性
B. 外伤性
C. 眼源性
D. 脑源性
E. 神经症性

34. 下列症状对判定婴幼儿期肺炎的严重度没有帮助的是（　）。
A. 呻吟
B. 喘鸣
C. 意识障碍
D. 鼻翼扇动
E. 胸壁吸气性凹陷

35. 关于昏迷的叙述不正确的是（　）。
A. 昏迷前先有剧烈头痛者多见于脑出血、蛛网膜下腔出血、脑膜炎等
B. 先昏迷后发热常见于重症感染性疾病
C. 昏迷伴双侧瞳孔缩小常见于有机磷或吗啡等药物中毒
D. 昏迷伴偏瘫常见于脑血管病或颅内占位
E. 昏迷伴脑膜刺激征常见于脑膜炎、蛛网膜下腔出血等

二、多选题（以下每道考题有 5 个备选答案，每题至少有 2 个正确答案）

1. 多频道睡眠检查是诊断睡眠呼吸暂停的标准检查，其检查的内容包括（　）。
A. 脑波图
B. 肌电图
C. 心电图
D. 血氧饱和度
E. 胸部 X 线

2. 全科医师随访高血压患者时，使用检眼镜观察其视网膜血管病变，这是因为（　）。
A. 全科医师能掌握眼科技能
B. 眼底镜检查简便
C. 有助于高血压病的诊治
D. 眼底血管能反映全身小动脉情况
E. 可以通过检眼镜观察患者的玻璃体情况

3. 乳房常规检查的内容包括（　）。
A. 观察乳房的皮肤颜色
B. 观察乳房是否美观
C. 观察有无凹陷、橘皮样改变或溃疡
D. 观察乳头有无血性液体溢出
E. 检查乳房有无肿块及全身淋巴结有无肿大

4. 男性，47 岁，反复发热，黄疸伴右上腹钝痛，该患者可能的诊断包括？（　）
A. 肝脓肿
B. 原发性肝癌
C. 胆总管结石
D. 病毒性肝炎
E. 胆道蛔虫病

5. 消化性溃疡常见的病因是（　）。
A. 遗传
B. NASID
C. 吸烟

D. 幽门螺杆菌感染
E. 胃酸/胃蛋白酶

6. 脊髓灰质炎疫苗和百白破混合制剂同时接种适合哪个月龄（ ）。
A. 1个月
B. 2个月
C. 3个月
D. 4个月
E. 5个月

7. 关于小儿囟门，以下叙述正确的有（ ）。
A. 出生时前囟直径为5~8cm
B. 额骨与顶骨之间的间隙称前囟
C. 当小儿患脑炎、脑膜炎致颅压升高时前囟会变得饱满
D. 前囟一般到2岁以后才闭合
E. 婴儿因腹泻致脱水时会出现前囟凹陷

8. 关于咯血伴随症状的临床意义，叙述正确的有（ ）。
A. 大量咯血伴低热提示空洞型肺结核
B. 持续痰中带血伴Horner综合征提示支气管肺癌
C. 间断咯血伴大量脓痰提示支气管扩张症
D. 咯粉红色痰并端坐呼吸、夜间阵发性呼吸困难应考虑急性左心功能不全
E. 育龄期女性患者周期性咯血提示支气管子宫内膜异位症

9. 女性，25岁，突发寒战、高热、尿频、尿急，肋腰点压痛、肾区叩击痛。以下提示尿路感染的有（ ）。
A. 尿菌落计数≥10^5/ml
B. 1小时尿沉渣计数白细胞>3×10^5
C. 尿沉渣涂片染色>1/视野
D. 尿菌落计数≥10^2/ml
E. 球菌10^3~10^4/ml

10. 6岁小儿误食家中避孕药半瓶，20分钟后被发现，紧急抢救措施应为（ ）。
A. 立即送医院抢救
B. 洗胃
C. 立即服用泻剂让药片随粪便排出
D. 立即现场抢救，用筷子或小匙按压患儿舌根，催吐
E. 按压患儿舌根催吐，吐后反复让患儿饮大量水或牛奶、饮料

11. 椎–基底动脉系统TIA的表现包括（ ）。
A. 复视
B. 眩晕
C. 跌倒发作
D. 失语症
E. 短时间记忆丧失

12. 失眠症患者的主观感觉包括（ ）。
A. 睡眠障碍
B. 白天疲劳、头胀、头晕
C. 睡眠质量不好，活动效率下降
D. 睡眠时间减少（不足6小时）
E. 觉醒时间增多（每夜超过30分钟）

13. 下列可用来对患者进行抑郁症状及严重程度进行评估的临床评定量表有（ ）。
A. Zung抑郁自评量表（SDS）
B. Beck抑郁问卷（BDI）
C. 克氏行为量表（CBS）
D. 汉密尔顿抑郁量表（HAMD）
E. 日常生活能力量表（ADL）

14. 关于儿童语言发育，叙述不正确的是（ ）。
A. 1岁以前的儿童不能理解成人的语言
B. 2岁以后的儿童才会说话

C. 4~6 岁是儿童口语发育的关键期
D. 语言发育离不开听觉器官、发音器官和大脑功能的完善
E. 正常儿童语言发育经过发音、理解和表述三关

15. 下列疫苗属于减毒活疫苗的有（　）。
A. 乙肝疫苗
B. 麻疹疫苗
C. 百白破疫苗
D. 流行性腮腺炎疫苗
E. 脊髓灰质炎疫苗

16. 属于戒烟门诊“5A”原则的是（　）。
A. 协助（assist）
B. 提倡（advocate）
C. 安排（arrange）
D. 自制（abnegate）
E. 忠告（advise）

17. 关于急性肺栓塞，以下叙述正确的是（　）。
A. 典型症状为呼吸困难、胸痛、咯血三联征
B. 血浆 D-二聚体含量 < 500μg/L 时可基本排除诊断
C. 动脉血气分析表现为低氧血症
D. 螺旋 CT 是一线确诊手段
E. 血栓主要来源于深静脉血栓形成

18. 尖锐湿疣的疣体形态可表现为（　）。
A. 菜花状
B. 鸡冠型
C. 乳头型
D. 丘疹型
E. 蕈样型

19. 剖宫产术后 7 个月仍在哺乳，且乳量充足，月经已来潮，应选择哪些避孕措施（　）。
A. 避孕套
B. 放置宫内节育器
C. 口服避孕药
D. 外用杀精剂
E. 皮下埋植缓释剂

20. 射血分数降低的心力衰竭（HF-REF）明确适用的药物种类是（　）。
A. ACEI（血管紧张素转换酶抑制剂）/ARB（血管紧张素Ⅱ受体阻滞剂）、BB、CCB（钙离子通道阻滞剂）、醛固酮拮抗剂、利尿剂、地高辛、依伐布雷定
B. ACEI/ARB、BB、CCB、依伐布雷定
C. CCB、醛固酮拮抗剂、利尿剂、地高辛、依伐布雷定
D. ACEI/ARB、BB、醛固酮拮抗剂
E. 利尿剂、地高辛、依伐布雷定

三、案例分析题（每个案例至少有 3 个提问，每个提问有多个备选答案，其中正确答案有 1 个或几个）

（1~3 题共用题干）

男性，4 岁，因发热 3 天、咳嗽 2 天伴腹痛来诊。查体：T 40℃，神志清，扁桃体Ⅱ度肿大，颈软，颈部可触及黄豆大淋巴结 3~4 枚，活动，有压痛，心肺（-），腹稍胀，质软，无腹肌紧张和固定压痛点。血常规：Hb 128g/L，WBC 9×10^9/L，淋巴细胞 78%，中性粒细胞 22%。

1. 该患者可能的诊断是（　）。
A. 川崎病

B. 麦克尔憩室炎
C. 肠套叠
D. 急性阑尾炎
E. 急性胰腺炎
F. 上呼吸道感染伴肠系膜淋巴结炎

2. 为明确诊断，需做的处理是（　）。
A. 查血尿淀粉酶
B. 腹部B超
C. 肛门指诊
D. 腹腔穿刺
E. 淋巴结穿刺检查
F. 对症处理后临床密切观察

3. 进一步治疗措施为（　）。
A. 口服中药
B. 口服雷尼替丁+颠茄
C. 只给退热药即可
D. 立即给予激素治疗
E. 给予静滴利巴韦林及对症处理
F. 静滴激素+利巴韦林

（4~10题共用题干）

女性，37岁，因月经量增多半年，乏力、面色苍白、活动后心悸气短1个月来诊。查体：T 36.4℃，P 100次/分，皮肤、黏膜苍白，巩膜无黄染，心肺（-），肝脾肋下未触及。

4. 患者应先做的检查是（　）。
A. 心电图
B. 血脂测定
C. 血糖测定
D. 肝脾超声
E. 血常规
F. 红细胞沉降率
G. 妇科B超

5. 血常规示：血红蛋白78g/L，白细胞$8.4\times10^9/L$，血小板$234\times10^9/L$。为确定贫血病因，应进一步做的检查是（　）。
A. 血清叶酸测定
B. 网织红细胞计数
C. 血钙测定
D. 血清铁测定
E. 血浆铁蛋白测定
F. 血钾测定

6. 血清铁减少，铁蛋白减少，叶酸水平正常。应诊断的疾病是（　）。
A. 巨幼细胞贫血
B. 溶血性贫血
C. 缺铁性贫血
D. 肝性贫血
E. 肾性贫血
F. 再生障碍性贫血

7. 该患者被诊断为缺铁性贫血，该病除表现贫血一般症状外，临床还可能出现的症状有（　）。
A. 反甲
B. 黄疸
C. 牛肉样舌
D. 皮肤紫斑
E. 口腔溃疡
F. 毛发干枯

8. 单纯缺铁性贫血的血常规特点是（　）。
A. 白细胞数及分类正常
B. 红细胞平均体积（MCV）减小
C. 红细胞平均体积（MCV）增大
D. 红细胞平均血红蛋白（MCH）正常
E. 红细胞平均血红蛋白（MCH）减少

9. 下列实验室检查结果中属于缺铁性贫血特点的是（　）。
A. 总铁结合力升高

B. 中性粒细胞核多分叶
C. 血清叶酸水平降低
D. 转铁蛋白饱和度降低
E. 血清维生素 B_{12} 水平降低
F. 成熟红细胞中心淡染区扩大

10. 该患者月经来潮，持续 10 余天，量多。妇科 B 超示子宫肌瘤，如妊娠 12 周子宫大小。血常规：血红蛋白降至 48g/L。应给予的恰当处理是（　）。
A. 血小板悬液静脉输注
B. 给予粒细胞刺激因子
C. 子宫肌瘤切除
D. 注射右旋糖酐铁
E. 丙种球蛋白输注
F. 注射维生素 B_{12}

（11~13 题共用题干）

女性，43 岁，体重指数（BMI）30，40 岁时被诊断为糖尿病并持续用药治疗追踪，最近回诊追踪：血压 145/98mmHg，糖化血红蛋白 8.5%。由于家族有肾病病史，患者很担心自己也会罹患肾病，因此常自行服用药物保养肾。有反复泌尿道感染病史，上周因泌尿道感染口服抗生素，现在已经痊愈。

11. 患者罹患慢性肾病（CKD）的危险因子有（　）。
A. 年龄 43 岁
B. 糖尿病
C. 血压 145/98mmHg
D. 家族有肾病病史
E. BMI 30
F. 反复泌尿道感染
G. 自行服用药物

12. 患者经过检查后无 CKD，以下可减少患者罹患 CKD 风险的建议是（　）。
A. 减重
B. 控制血糖
C. 维持理想血压
D. 饮食中多摄高蛋白食物以保护肾
E. 一年至少应该追踪一次尿蛋白
F. 血脂控制与心血管疾病相关性高，但与 CKD 相关性低

13. 关于 CKD 的流行病学，以下叙述正确的是（　）。
A. CKD 在各国的盛行率介于 10%~15%
B. 中国由于农村地区营养较差，所以 CKD 的盛行率高
C. 在中国贫穷且医疗资源较贫乏的农村 CKD 的盛行率最高
D. 饮食趋于精致，高脂、高蛋白的饮食习惯是造成 CKD 盛行的原因
E. 末期肾病的盛行率远高于初期肾病
F. 肾病的盛行率高低与地域变化和城市、农村差异无关
G. 在初期 CKD 早期介入的，最重要的意义在于减少末期 CKD 的发生率

（14~17 题共用题干）

男性，因左手环指被毒蛇咬伤 20 分钟急诊入院。患者诉于河边抓虾时不慎被毒蛇咬伤左手，即感疼痛、出血，自行用力挤出毒血，左手指即刻肿胀，肿势迅速向上延伸。用布条扎紧手腕部，由家属送来本院急诊。查体：BP 138/85mmHg，R 20 次/分，HR 78 次/分。神志清晰，无胸闷气促，无恶心呕吐，两眼视物清，无明显复视，左手环指第二指节伸侧见齿印 2 枚，间距约 1cm，局部皮肤淤紫，有渗血，左手肿胀，肿势延至左前臂中段。

14. 下列急救处理措施正确的是（　）。
A. 立即用过氧化氢冲洗伤口，同时在近心端用 7 号针头注射器点刺，挤出毒血，8 层消毒纱布进行过氧化氢

湿敷

B. 肌内注射 TAT（破伤风抗毒素）1500U、抗蝮蛇血清 6000U、地塞米松 10mg。季德胜蛇药片常量口服，外敷患手指，抗生素预防感染

C. 给予牛黄解毒片 2 片，2 次/日，法莫替丁保护胃黏膜，嘱多饮红茶以增加排尿量，使体内蛇毒尽快从尿液和粪便中排出

D. 稳定患者情绪，卧床休息，观察患者血压、脉搏、呼吸及患肢肿胀趋势

E. 伤肢制动，放下垂位，局部紧急处理后及时送医

15. 区分毒蛇与无毒蛇的正确方法是（ ）。

A. 毒蛇性情凶猛，无毒蛇性情胆小

B. 毒蛇尾部短钝或呈倒扁形，无毒蛇尾部长而尖细

C. 蛇皮颜色较鲜艳，或有特殊花纹的，考虑毒蛇可能性大，反之考虑为无毒蛇

D. 毒蛇体型多粗短不均，无毒蛇体型常细长均匀

E. 无毒蛇蛇头多呈椭圆形，有毒蛇蛇头多为三角形

F. 无毒蛇咬伤有 2～4 行牙痕，浅而细小，锯齿状分布，毒蛇咬伤有 1 对牙痕，牙痕较深，出现症状快

16. 关于毒蛇咬伤的临床表现，以下描述正确的是（ ）。

A. 蛇毒按照毒理作用分为神经毒、血液循环毒及其他毒性等，不同蛇毒类型所致临床表现有所差异

B. 神经毒损伤患者局部症状轻微，全身症状一般在咬伤后 1～3 小时出现。重者迅速出现呼吸和循环衰竭。呼吸衰竭是主要死因

C. 血液循环损伤患者局部症状明显，肿胀迅速向肢体近端蔓延，并引起淋巴管炎或淋巴结炎。全身症状多在咬伤后 2～3 小时出现，重者可出现心、肾、肝衰竭及休克、DIC（弥散性血管内凝血）。脏器出血、循环衰竭是主要死因

D. 肌肉毒损伤患者除神经毒损伤表现外，最具有特征性的表现是横纹肌瘫痪和肌红蛋白尿，可致高钾血症、急性肾衰竭

E. 混合毒素损伤可同时出现神经毒、血液循环毒的临床表现

F. 混合毒素损伤发病急，局部与全身症状均较明显

17. 经治疗，入院 7 小时 30 分后，患者排尿数次及量增多，排便 1 次。查体：患肢肿胀已达到上臂中段，再次予肌内注射抗蝮蛇血清 6000U，同时静脉滴注地塞米松 20mg、法莫替丁 40mg，继续口服清热解毒、通利二便中药。入院后 13 小时检查：患者肿胀已超过肩关节，达左侧颈肌，前胸、后背部亦肿，测血压、脉搏、呼吸尚属正常。进一步处理措施是（ ）。

A. 积极完善三大常规及凝血、肝肾功能、心肌酶谱、血气分析、心电图等急诊检查

B. 肌酸激酶 1245U/L，与患者家属沟通后转上级医院进一步治疗

C. 转院后，再予以肌内注射抗蝮蛇血清 6000U 4 支，且因周身肿胀明显，四肢均做切开减压术

D. 出现肾损害进行性加重，少尿，予以注射呋塞米利尿，必要时血液透析

E. 呼吸衰竭时及时行气管插管或气管切开

F. 维持生命体征、水、电解质、酸碱代谢平衡，预防器官衰竭、DIC 等

E. 葡萄糖盐水静滴

F. 升压药静滴

G. 毛花苷丙静注

H. 输血

(18~20 题共用题干)

女性，44 岁，突发上腹痛 14 小时，频繁呕吐胃内容物，疼痛阵发性加剧，向右肩放射，2 小时后发热伴腹胀，无寒战、腹泻。既往有上腹饱胀 5 年，按“胃痛”治疗后，偶有好转。查体：T 38.5℃，P 101 次/分，BP 95/40mmHg，R 23 次/分。心肺无异常，腹胀明显，腹部软，上腹压痛，肝脾未触及，腹部无移动性浊音。

18. 急诊应做哪些重点检查（　）。

A. 血常规

B. 血电解质

C. 血尿淀粉酶

D. 腹部 B 超

E. X 线胃肠钡剂检查

F. 胸腹联合透视

G. 心电图检查

19. 患者的主要诊断是（　）。

A. 急性心肌梗死

B. 急性胃肠炎

C. 急性胰腺炎

D. 急性胆囊炎

E. 急性肠梗阻

F. 胆石症

G. 食管裂孔疝

H. 缺血性结肠炎

20. 应采取的主要措施是（　）。

A. 禁食

B. 胃肠减压

C. 吗啡肌内注射

D. 应用抗生素

(21~25 题共用题干)

男性，28 岁，因尿道口轻度尿痛、少量分泌物流出 2 天来诊。发病前 7 天曾有冶游史。查体：尿道口稍红，可见少量无色稀薄分泌物，余皮肤黏膜未见异常。

21. 根据临床表现，该患者诊断考虑为（　）。

A. 衣原体性尿道炎

B. 淋球菌性尿道炎

C. 支原体性尿道炎

D. 念珠菌性尿道炎

E. 滴虫性尿道炎

22. 为明确诊断，应做哪些检查（　）。

A. 血常规

B. 衣原体检测

C. 尿道分泌物涂片检查

D. 尿道分泌物淋球菌培养

E. 尿道分泌物支原体培养

23. 尿道分泌物衣原体检测阳性，尿道分泌物涂片革兰阴性双球菌（-），每高倍镜下白细胞 >5 个。其余检查未见异常。患者应诊断为（　）。

A. 淋球菌性尿道炎

B. 支原体性尿道炎

C. 滴虫性尿道炎

D. 衣原体感染

E. 衣原体性尿道炎

24. 对患者正确的治疗方案是（　）。

A. 米诺环素胶囊 100mg，3 次/日口服，共 10 天

B. 多西环素片 100mg，2 次/日口服，

共7天

C. 头孢氨苄胶囊250mg，4次/日口服，共7天

D. 阿莫西林胶囊250mg，4次/日口服，共10天

E. 甲硝唑片400mg，3次/日口服，共7天

25. 患者同时做血清学检查，RPR（快速血浆反应素试验）（-），TPPA（梅毒螺旋体明胶颗粒凝集试验）（-），HIV（人类免疫缺陷病毒）（-），根据患者的临床表现和实验室检查，以下叙述正确的是（ ）。

A. 可以排除梅毒

B. 不可以排除梅毒

C. 可以排除艾滋病

D. 不可以排除艾滋病

E. 不可以排除尖锐湿疣

（26~28题共用题干）

女性，75岁，以全身游走性骨骼疼痛7年、加重半年多来院就诊。骨痛为弥漫性，无固定部位。无发热、盗汗、体重下降等其他伴随症状。3年前有腰椎压缩性骨折史，否认恶性肿瘤病史。查体：神志清，浅表淋巴结未及肿大，无贫血貌，口唇不发绀，胸廓未见串珠样改变，心肺听诊无异常，腹软，肝脾不大，双下肢不肿。胸段脊柱后突，全身骨骼无明显压痛点或压痛区。

26. 患者应该考虑的诊断是（ ）。

A. 骨结核

B. 强直性脊柱炎

C. 骨质疏松症

D. 转移性骨肿瘤

E. 多发性骨髓瘤

27. 该疾病确诊有赖于哪项辅助检查（ ）。

A. 血Ca

B. HLA-B27

C. 血PTH

D. 骨盆X线摄片

E. 骨密度测定

F. 核素骨扫描

G. 骨穿刺

28. 该患者应选用正确的治疗方法是（ ）。

A. 补充钙剂

B. 适当加强运动

C. 骨化三醇0.25μg口服，每日1次

D. 柳氮磺吡啶片1.0g口服，每日2次

E. 异烟肼0.3g口服，每日1次

F. 自身造血干细胞移植

G. 阿仑膦酸钠片70mg口服，每周1次

（29~34题共用题干）

男性，7岁，午饭与祖父在街边进食海鲜饭，晚上二人先后出现呕吐腹泻，粪便初为黄色稀水便、量多，进而变为水样便、米泔样便。无里急后重。近5小时无尿。查体：T 36.7℃，P 125次/分，BP 70/50mmHg，R 26次/分，嗜睡，脉搏细速，皮肤干燥，双肺未闻及啰音，心律齐，腹平软，肝脾未触及。

29. 患者入院应首先进行的检查是（ ）。

A. 血常规

B. 尿常规

C. 便常规

D. 粪便弧菌培养

E. 电解质检查

F. 粪便找寄生虫（卵）

30. 粪便找到霍乱弧菌，此时应进行的处理是（ ）。

A. 隔离至症状消失6日后，粪便连续培养，每日1次，直至连续2次阴性

B. 对患者的排泄物、呕吐物用干漂白

粉按排泄量的 1:5 比例进行消毒

C. 对密切接触者进行医学观察

D. 补充液体和电解质

E. 可用 SMZ–TMP 治疗

31. 消毒染有霍乱弧菌的衣物、食具可选用的方法有（　）。

A. 0.5% 漂白粉

B. 1% 漂白粉

C. 2% 漂白粉

D. 3% 漂白粉

E. 0.5% 过氧乙酸

F. 煮沸

32. 霍乱最典型的临床表现包括（　）。

A. 腹痛

B. 腹泻

C. 畏寒发热

D. 剧烈无痛性呕吐

E. 呕吐物呈水样

F. 里急后重感

33. 霍乱的临床分期包括（　）。

A. 泻吐期

B. 脱水虚脱期

C. 少尿期

D. 恢复期

E. 休克期

34. 霍乱需要与下列哪些疾病相鉴别（　）。

A. 伤寒

B. 急性细菌性痢疾

C. 大肠埃希菌性肠炎

D. 病毒性肠炎

E. 食物中毒性胃肠炎

（35~41 题共用题干）

男性，65 岁，因反复咳嗽、咳痰 4 年，气喘 6 个月，加重 1 周来诊。患者多于秋冬季发病，每年持续 2~3 个月，近 6 个月来发作时常伴呼吸困难。1 周前受寒后出现畏寒、发热、咳脓痰，无尿少、双下肢水肿。既往有“气管炎”病史，吸烟史 30 年。查体：体温 37.9℃，意识清，口唇无发绀，气管居中，桶状胸，双肺散在哮鸣音，肺底部有湿啰音。心率 83 次/分，心律齐，未及病理性杂音，腹软无异常，双下肢无水肿。血常规：红细胞 4.8×10^{12}/L，白细胞 14×10^{9}/L，中性粒细胞 0.86。血电解质及血气：血钠 137mmol/L，血钾 3.7mmol/L，血氯 108mmol/L，二氧化碳分压 41mmHg，空腹血糖 5.2mmol/L。肝、肾功能：尿酸 420μmol/L，BUN 23mmol/L，血肌酐 75μmol/L，丙氨酸氨基转移酶32U/L，天门冬氨酸氨基转移酶 32U/L。肺功能测定：一秒钟用力呼气容积/用力肺活量为65%，FEV_1% 为63%，残气容积/肺总量为 45%，支气管扩张试验（–）。胸部 X 线片如图所示。

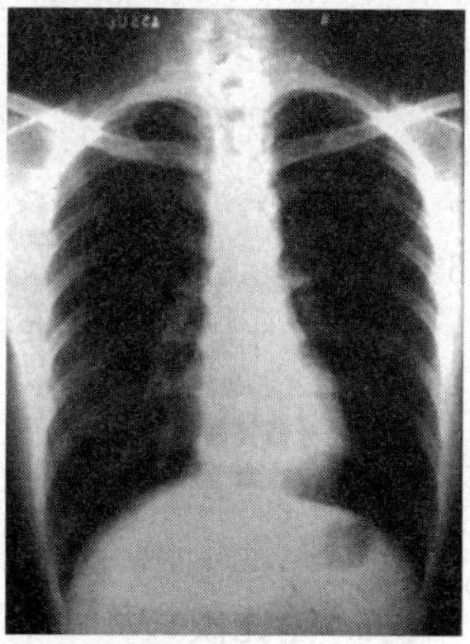

35. 该患者最应该考虑的诊断是（　）。

A. 支气管扩张

B. 支气管哮喘

C. 急性左心衰竭

D. 慢性阻塞性肺疾病

E. 肺炎

36. 该患者胸部 X 线片的主要特征为（　）。

A. 肺容积增大

B. 胸廓前后径长

C. 肺野透亮度增高

D. 横膈位置低平

E. 外周肺纹理纤细、稀少
F. 右下肺可见囊状支气管扩张

37. 该患者目前最主要的治疗措施是（　）。
A. 给予止咳祛痰药
B. 低浓度持续吸氧
C. 考虑手术治疗
D. 使用抗生素
E. 应用利尿剂消肿

38. 患者在社区治疗期间发生哪些情况需转至上级医院（　）。
A. 胸闷、气促加重伴下肢水肿
B. 出现新的心律失常
C. 同时有糖尿病、高血压、脑梗死病史
D. 伴有肾功能不全
E. 治疗 1 周后效果不佳
F. 出现明显精神症状

39. 急性期经抗生素及平喘治疗后患者病情缓解出院，稳定期可建议患者长期使用的药物是（　）。
A. 抗生素
B. 氟地卡松/沙美特罗
C. 噻托溴铵
D. 布地奈德
E. 沙美特罗

40. 患者 COPD 稳定期的治疗措施有（　）。
A. 接种流感疫苗
B. 应用沙丁胺醇气雾剂
C. 应用异丙托溴铵气雾剂
D. 应用倍氯米松
E. 长期口服抗生素
F. 康复治疗

41. 若考虑给患者应用噻托溴铵吸入剂，需补充询问的病史有（　）。
A. 高血压病
B. 糖尿病
C. 前列腺增生症
D. 青光眼
E. 窦性心动过速

（42~45 题共用题干）

男性，49 岁，因进食海鲜 1 天后出现右趾关节及趾跖关节剧烈疼痛，伴红肿，发热。既往发作过两次，每次发作 1 周左右可自行缓解，曾用青霉素治疗效果不明显。查体：痛苦面容，呻吟。T 39.2℃，右足趾及趾跖关节红肿、压痛，局部皮温增高。血白细胞 11.4×10^9/L，中性粒细胞 0.88，血尿酸 630μmol/L。

42. 该患者最可能的诊断是（　）。
A. 风湿性关节炎
B. 化脓性关节炎
C. 反应性关节炎
D. 感染性关节炎
E. 骨关节炎
F. 急性痛风性关节炎
G. 类风湿关节炎

43. 该患者治疗的首选药物是（　）。
A. 布洛芬
B. 丙磺舒
C. 秋水仙碱
D. 别嘌醇
E. 苯溴马隆

44. 患者在急性关节炎期正确的治疗方法是（　）。
A. 放低患肢
B. 必要时用夹板固定制动
C. 必要时发病 24 小时内可用冰敷
D. 发病 24 小时后可用热敷

E. 绝对卧床休息

F. 注意药物的不良反应

45. 患者可以食用的食物有（　）。

A. 鸡蛋

B. 啤酒

C. 豆腐

D. 牛奶

E. 马铃薯

F. 猪肝

G. 海蟹

H. 苹果

参考答案

一、单选题

1. B	2. A	3. E	4. C	5. C	6. C	7. A	8. E	9. D	10. A
11. B	12. B	13. D	14. B	15. A	16. E	17. C	18. B	19. B	20. E
21. D	22. B	23. A	24. E	25. C	26. E	27. E	28. E	29. E	30. B
31. D	32. C	33. D	34. B	35. B					

二、多选题

1. ABCD	2. BCD	3. ACDE	4. ABCD	5. BD
6. CD	7. BCE	8. ABCDE	9. ABCE	10. AD
11. ABCE	12. ABC	13. ABD	14. ABC	15. BDE
16. ACE	17. ABDE	18. ABCDE	19. ABD	20. DE

三、案例分析题

1. F	2. F	3. E	4. AEG	5. ABDE
6. C	7. AF	8. ABE	9. ADF	10. CD
11. BCDEFG	12. ABCE	13. ADG	14. ABCD	15. ACDEF
16. ABCDEF	17. ABCDEF	18. ABCFG	19. CDF	20. ABDE
21. ABC	22. BCDE	23. E	24. B	25. BDE
26. C	27. E	28. ABCG	29. ACDE	30. ABCDE
31. DEF	32. BDE	33. ABD	34. BCDE	35. D
36. ABCDE	37. D	38. ABCDEF	39. C	40. ABCF
41. CD	42. F	43. C	44. BCDEF	45. ADEH

高级卫生专业技术资格考试用书
全科医学模拟试卷（五）

中国协和医科大学出版社
北　京

模拟试卷（五）

一、单选题（以下每道考题有 5 个备选答案，请选择 1 个最佳答案）

1. 全科医学中“以社区为范围的健康照顾”应该做到（　）。
   A. 在社区服务机构内设立诊室
   B. 组成服务团队，每日巡回于居民区
   C. 以一定的人群健康需求为基础，提供个体和群体相结合的服务
   D. 对辖区内的全体居民进行健康登记
   E. 将社区全体居民的健康状况一一录入电脑

2. 人性化照顾不包括（　）。
   A. 从生前到死后对患者进行医学照顾和关怀
   B. 重视人胜于疾病
   C. 照顾目标不仅是有病的器官，更重要的是维护人的整体健康
   D. 调动患者的主动性，使之主动参与和配合医学照顾全过程
   E. 提高生活质量

3. 孕 36 周娩出体重 2600g 女婴。对该女婴的正确诊断是（　）。
   A. 正常儿
   B. 足月儿
   C. 低体重儿
   D. 早产儿
   E. 极低体重儿

4. 胚胎在器官发育期受到有害因素作用可引起（　）。
   A. 月经失调
   B. 自然流产
   C. 胎儿畸形
   D. 遗传病
   E. 低体重儿

5. 影响遵医行为的因素不包括（　）。
   A. 患者知识
   B. 健康信念
   C. 处方
   D. 人际关系
   E. 民族种族

6. 下图中虚线内的人所组成的家庭属于（　）。

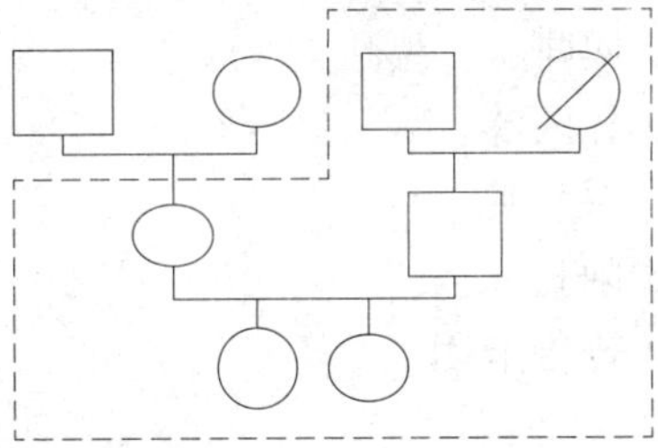

   A. 核心家庭
   B. 主干家庭
   C. 联合家庭
   D. 传统家庭
   E. 混合家庭

7. 夏秋劳动时被植物擦伤角膜应高度警惕可能发展为（　）。
   A. 细菌性角膜炎
   B. 病毒性角膜炎
   C. 真菌性角膜炎
   D. 棘阿米巴性角膜炎
   E. 过敏性葡萄膜炎

8. 关于咳嗽分类，以下叙述不正确的是（ ）。
A. 按时间分，急性咳嗽时间 <3 周
B. 按时间分，亚急性咳嗽为 3~8 周
C. 按时间分，慢性咳嗽 >8 周
D. 按性质可分为干咳与湿咳
E. 咳嗽患者一定有影像学异常

9. 患儿，7 个月，发热 3 天，体温最高 40℃，第 4 天热退，全身出诊，为粟粒样斑丘疹，伴有枕部和颈部淋巴结肿大。应首先考虑的诊断是（ ）。
A. 风疹
B. 猩红热
C. 幼儿急疹
D. 麻疹
E. 水痘

10. 急性胰腺炎解痉镇痛不宜使用的药品是（ ）。
A. 吗啡
B. 异丙嗪
C. 哌替啶
D. 阿托品
E. 普鲁卡因

11. 非器质性心脏病患者一般不会出现（ ）。
A. 窦性心动过速
B. 室性期前收缩二联律
C. 阵发性室上性心动过速
D. 一度房室传导阻滞
E. 阵发性心房颤动

12. 直腿抬高试验在（ ）以内便产生坐骨神经痛，称为直腿抬高试验阳性。
A. 10°
B. 20°
C. 40°
D. 60°
E. 90°

13. 某急诊创伤患者同时出现以下病情，应首先抢救的是（ ）。
A. 窒息
B. 昏迷
C. 骨折
D. 心律失常
E. 伤口出血

14. 视网膜深层出血呈圆点状，色暗红，位于（ ）。
A. 神经纤维层
B. 内核层
C. 外丛状层
D. 外核层
E. 外丛状层和内核层之间

15. 老年抑郁症与老年性痴呆的主要鉴别点是（ ）。
A. 痴呆
B. 自杀倾向
C. 失眠
D. 躯体无名疼痛和不适
E. 口干、出汗等自主神经功能紊乱

16. 结核病最主要的传染源是（ ）。
A. 浸润性肺结核患者
B. 原发性结核病患者
C. 结核性胸膜炎患者
D. 急性血型播散型肺结核患者
E. 慢性纤维空洞型肺结核患者

17. 心血管疾病二级预防的涵盖人群为（ ）。
A. 糖尿病患者
B. 缺血性心脏病、脑卒中患者
C. 周围动脉硬化狭窄性疾病患者
D. 有多重危险因素，未来 10 年发生心

血管事件危险>20%患者
E. 以上均是

18. 脑疝形成时不可以（ ）。
A. 腰穿检查
B. 给氧
C. 翻身
D. 吸痰
E. 静脉注射甘露醇

19. 男性，43岁，体检时做胃镜检查：胃窦皱襞平坦，黏膜粗糙无光泽，黏膜下血管透见。应考虑诊断为（ ）。
A. 消化性溃疡
B. 胃黏膜脱垂
C. 慢性浅表性胃炎
D. 胃癌
E. 慢性萎缩性胃炎

20. 后鼻孔填塞纱球的底部留置丝线的主要作用是（ ）。
A. 随时取出
B. 固定纱球
C. 固定于前鼻孔牵拉纱球用
D. 取出纱球时牵引用
E. 填塞纱球时牵拉纱球用

21. 患者神志模糊，呼气带有烂苹果味，最可能的原因是（ ）。
A. 酒精中毒
B. 糖尿病酮症酸中毒
C. 有机磷农药中毒
D. 肝性脑病
E. 尿毒症

22. 肺部革兰阴性菌感染的共同点是（ ）。
A. 肺实变组织坏死后易形成多发性脓肿
B. 呼吸道症状逐渐加重
C. 呼吸道症状较轻
D. 并发胸腔积液
E. 很少发生肺脓肿

23. 引起肾盂肾炎最常见的细菌是（ ）。
A. 大肠埃希菌
B. 肠球菌
C. 变形杆菌
D. 副大肠杆菌
E. 金黄色葡萄球菌

24. α-葡萄糖苷酶抑制药常见不良反应是（ ）。
A. 肝功能损伤
B. 腹胀和腹泻
C. 酮症酸中毒
D. 乳酸性酸中毒
E. 充血性心力衰竭

25. 原发性高血压患者心血管风险水平分层依据的指标是（ ）。
A. 血压分级，血脂，蛋白尿，伴随临床疾病
B. 血压分级，心血管危险因素，靶器官损害，伴随临床疾病
C. 脉压，心血管家族史，心肌肥厚，肾功能受损
D. 脉压，心血管危险因素，靶器官损伤，糖尿病
E. 血压分级，心血管危险因素，糖尿病，肾功能受损

26. 男性，36岁，讲话中突然剧烈头痛、呕吐。查体：BP 140/90mmHg，神志清楚，颈部明显抵抗，四肢肌力正常，双侧Babinski征（-）。患者最重要的确诊检查是（ ）。
A. 脑CT

B. 腰穿检查
C. 脑血管造影
D. 脑 MRI
E. 脑血管超声

27. 链球菌感染致急性肾小球肾炎的病理学表现为（　）。
A. 肾小球囊大量新月体形成
B. 肾小球增大，肾小球内皮细胞和系膜细胞弥漫性增生
C. 光镜下肾小球基本正常，免疫荧光阴性
D. 肾小球玻璃样变，部分肾单位代偿性肥大
E. 肾小球弥漫性增生伴新月体形成

28. 脑梗死的 OCSP（牛津郡社区卒中研究分型）临床分型不包括（　）。
A. 完全前循环梗死
B. 部分前循环梗死
C. 后循环梗死
D. 部分后循环梗死
E. 腔隙性梗死

29. 头痛、呕吐伴脑膜刺激征可见于（　）。
A. 蛛网膜下腔出血
B. 丛集性头痛
C. 偏头痛
D. 急性脑膜炎
E. 三叉神经痛

30. 长 Q–T 综合征患者晕厥发生时的心电图表现除 Q–T 间期延长外还有（　）。
A. 频发房性期前收缩
B. 心房扑动
C. 快速心房颤动
D. 室上性心动过速
E. RonT 室性期前收缩伴室性心动过速

31. 组织学检查为鳞状上皮癌的癌症多见于（　）。
A. 食管癌
B. 肺癌
C. 大肠癌
D. 原发性肝癌
E. 胰腺癌

32. 确定胎儿安危最简便而较准确的方法是（　）。
A. 缩宫素激惹试验
B. 胎动计数
C. 尿雌三醇测定
D. 电子监护胎儿
E. 羊膜镜检查

33. 哮喘的临床缓解期是指（　）。
A. 哮喘经过治疗或未经治疗症状缓解，肺功能基本正常
B. 哮喘经过治疗或未经治疗症状明显好转，偶有轻度咳嗽和气喘，肺功能基本恢复并维持 1 年以上
C. 哮喘经过治疗或未经治疗症状、体征消失，肺功能有所好转，并维持 3 个月以上
D. 哮喘经过治疗或未经治疗症状、体征消失，肺功能恢复到急性发作前水平，并维持 1 年以上
E. 哮喘经过治疗后缓解，近 2 个月无咳嗽、咳痰和气喘，肺功能基本正常

34. 女性，50 岁，确诊为支气管扩张，1 周前因感冒出现发热、咳嗽、黄痰量多。X 线胸片显示：右下纹理增粗，左下叶多发含液平囊腔。此种扩张类型为（　）。
A. 囊状
B. 柱状

C. 囊柱状
D. 大疱状
E. 先天囊肿

35. 肾小管性蛋白尿主要为（　）。
A. 清蛋白
B. 球蛋白
C. β_2微球蛋白、溶菌酶等
D. 轻链蛋白
E. Tamm–Horsfall 蛋白

二、多选题（以下每道考题有5个备选答案，每题至少有2个正确答案）

1. 全科医疗与专科医疗的关系可以概括为（　）。
A. 分工明确，互补互利
B. 各司其职，提高成本效益
C. 专科医师可为全科医师提供新知识、新技术方面的支持
D. 通过会诊，提高全科医师的医疗水平
E. 双向转诊机制的建立，完成对患者连续性照顾

2. 全科医疗应用LEARN模式作为以患者为中心的接诊模式，具体步骤包括（　）。
A. 倾听
B. 解释
C. 容许
D. 建议
E. 协商

3. 关于Meta分析中的异质性检验叙述不正确的是（　）。
A. $I^2 \leqslant 25\%$时，可认为存在异质性
B. 异质性检验的结果可通过漏斗图反映
C. 若各研究间无统计学异质性，可采用固定效应模型
D. 若各研究间有统计学异质性，可采用随机效应模型
E. 目的是检查各个独立研究的结果是否具有可合并性

4. 蛇毒的有效成分是（　）。
A. 神经毒
B. 血液毒
C. 溶细胞毒
D. 凝血素
E. 各种酶

5. 关于银屑病，以下叙述正确的是（　）。
A. 好发于四肢伸侧
B. 肘膝对称发生
C. 皮疹特点为银白色鳞屑、薄膜现象、点状出血
D. 病程缓慢
E. 多为冬轻夏重

6. 属于血管内溶血的疾病有（　）。
A. 阵发性睡眠性血红蛋白尿
B. G-6-PD缺乏的蚕豆病
C. 冷抗体型自身免疫性溶血性贫血
D. 异常血红蛋白病
E. 血型不合输血后溶血

7. 关于电击伤，下列叙述正确的有（　）。
A. 高频交流电危害性较低频交流电大
B. 交流电的危害性较直流电大
C. 电流引起肌肉强烈收缩
D. 电击伤引起心室颤动
E. 若电击伤累及脑干，呼吸、心跳迅速停止

8. 抢救青霉素过敏性休克的措施是（　）。
A. 平卧、保持呼吸道通畅

B. 立即转上一级条件较好的医院进一步抢救
C. 立即停药，皮下注射 0.1% 盐酸肾上腺素
D. 立即吸氧
E. 氢化可的松静脉输液

9. 关于冠心病的临床分型，正确的是（　）。
A. 急性冠状动脉综合征
B. 稳定型心绞痛
C. 冠脉正常的心绞痛（如 X 综合征）
D. 心律失常
E. 无症状性心肌缺血和缺血性心肌病

10. 乳腺癌早期常见的体征是（　）。
A. 乳房皮肤呈“橘皮样”改变
B. 乳头抬高
C. 乳房缩小
D. 乳房局部皮肤凹陷
E. 乳房包块

11. 女性，36 岁，因甲亢 Graves 病住院治疗，服甲巯咪唑 30mg/d，第 4 周出现寒战高热，继而咽痛。查血 WBC $0.8\times10^9/L$，中性粒细胞 5%。下列处理措施正确的是（　）。
A. 立即停用甲巯咪唑，换用丙硫氧嘧啶口服
B. 应用糖皮质激素
C. 应用广谱抗生素
D. 应用利血平、鲨肝醇等升白细胞药物
E. 输新鲜血或白细胞

12. 新生儿黄疸的病因中，属于“胆红素生成过多”所致的是（　）。
A. Rh 血型不合
B. ABC 血型不合
C. 红细胞酶缺陷
D. 红细胞增多症
E. 先天性胆道闭锁

13. 肾穿刺活检术的指征包括（　）。
A. 中老年肾病综合征，儿童肾病综合征激素治疗无效、激素依赖或频繁复发
B. 急性肾炎综合征临床症状不典型、病程迁延或伴有肾功能受损
C. 原因不明的血尿、蛋白尿，疑为急进性肾小球肾炎，急性肾衰竭原因不明
D. 继发性肾小球疾病，慢性肾衰竭原因不明双肾未缩小等
E. 先天性多囊肾

14. 关于急性膀胱炎的临床特点，以下叙述正确的是（　）。
A. 无 38.5℃以上发热、呕吐等
B. 尿细菌培养阳性
C. 尿镜检可见白细胞管型
D. 尿频、尿痛、尿急
E. 无高血压和氮质血症

15. 神经根型颈椎病的体征是（　）。
A. 浮髌试验（+）
B. 上肢牵拉试验（+）
C. 拾物试验（+）
D. 直腿抬高试验（+）
E. 压头试验（+）

16. 治疗酒精戒断综合征，药物选择不正确的是（　）。
A. 巴比妥酸盐仍是首选药物
B. 若使用苯重氮基盐，选用短效苯重氮基盐以快速控制戒断症候群
C. 加阿替洛尔以减少震颤、心动过速

与急躁的症状

D. 先用氟哌啶醇，减少酒精戒断所引起的谵妄的时间与致死率

E. 苯妥英钠无法用在治疗酒精戒断癫痫

17. 乳腺脓肿切开排脓的注意事项有（　）。

A. 先穿刺抽脓确诊

B. 切口与乳晕呈放射状

C. 切开排脓后均须放置引流物

D. 切开引流时不可用手指伸入脓腔分离，避免脓栓进入血液

E. 乳房后脓肿应行乳房下弧形切口

18. 谵妄的特点包括（　）。

A. 幻觉

B. 错觉

C. 思维不连贯

D. 定向障碍

E. 意识障碍昼重夜轻

19. 关于脑出血患者的血压调控，以下叙述正确的是（　）。

A. 迅速降低血压至正常范围

B. 先降颅内压，再降血压

C. 收缩压 <160mmHg 时可不降血压

D. 收缩压 >180mmHg 时可降血压

E. 舌下含服硝苯地平降血压

20. 关于丹毒，下列叙述正确的是（　）。

A. 由β-溶血性链球菌引起

B. 丹毒属于网状淋巴管炎

C. 疖肿、足癣等为诱发因素

D. 除下肢好发外，面部亦常见

E. 丹毒蔓延快，常伴有组织坏死

三、案例分析题（每个案例至少有3个提问，每个提问有多个备选答案，其中正确答案有1个或几个）

（1~5题共用题干）

男性，32岁，因食欲缺乏伴乏力5天，皮肤巩膜黄染1天入院。患者5天前因受寒而出现食欲下降，全身乏力，畏寒，无发热、腹痛等不适。今因发现皮肤巩膜黄染，尿呈浓茶样，腹泻3次，稀水样便而入我院，既往乙肝标志物 HBsAg（+）、HBeAg（+）、anti-HBc（+），否认肺结核、痢疾、伤寒等病史。入院查体：生命体征平稳，皮肤巩膜中度黄染，未见蜘蛛痣及肝掌，腹平软，肝脾未触及，移动性浊音阴性，双下肢无水肿。入院化验血常规：WBC 5.8×10^9/L、N 0.75、L 0.25。肝功能：TB 93.9μmol/L、CB 46.5μmol/L、ALT 845U/L、AST 675U/L。

1. 在黄疸诊断与鉴别诊断中，不能遗漏的病史是（　）。

A. 有无大量食用胡萝卜、番茄等食物，尿、便色泽如何

B. 平时皮肤色泽如何，皮肤黄染是短期内出现还是缓慢加深

C. 近期有无服用治疗足癣等抗真菌药及其他易损害肝功能的药物

D. 有无明显皮肤瘙痒症状及持续的时间

E. 是否有疲乏、食欲缺乏、厌油等症状

F. 有无发热、畏寒、腹痛、腹胀等

G. 近期有无到疫区

H. 有无不洁饮食，家中其他人有无类似情况

2. 该患者最可能的黄疸类型是（　）。

A. 肝细胞性黄疸

B. 溶血性黄疸

C. 肝内胆汁淤积性黄疸

D. 先天性非溶血性黄疸

E. 肝外胆汁淤积性黄疸

3. 该患者被确诊为肝细胞性黄疸，其肝功能的改变是（　）。
   A. 结合胆红素和非结合胆红素都升高
   B. CB/TB > 30%
   C. ALT 明显升高
   D. AST 升高
   E. GGT 升高
   F. ALP 升高

4. 患者被确诊为 HBeAg 阳性慢性乙型肝炎、肝细胞性黄疸，ALT 845U/L，AST 675U/L，HBV-DNA 1.56E7U/ml，下列治疗措施正确的有（　）。
   A. 清淡易消化、低糖饮食
   B. 脾切除
   C. 避免过度劳累
   D. 保肝治疗
   E. 抗病毒治疗
   F. 定期门诊随访，复查血常规、肝功能、HBV-DNA、腹部 B 超等

5. 患者住院 1 周后复查肝功明显好转，转氨酶、胆红素仍未完全恢复正常，自动出院。下列出院后可继续服用的药物是（　）。
   A. 熊去氧胆酸
   B. 拉米夫定
   C. 消炎利胆片
   D. 多烯磷脂酰胆碱
   E. 维生素 A、维生素 D
   F. 甘草酸二铵肠溶胶囊

（6~8 题共用题干）

男性，71 岁，因胸骨后不适，进食时有滞留感 1 年来院就诊，滞留感常在进食固体食物时出现，无呕吐，无明显消瘦，习惯进食热粥 50 余年。查体：皮肤黏膜未见黄染、出血点，锁骨上淋巴结未扪及，心肺听诊无异常，腹平软，肝脾肋下未触及。

6. 患者需要考虑的诊断是（　）。
   A. 癔球症
   B. 食管贲门失弛缓症
   C. 食管良性狭窄
   D. 食管裂孔疝
   E. 胃食管反流病
   F. 早期食管癌

7. 患者需首先进行的检查是（　）。
   A. 食管 X 线检查
   B. 食管 CT 检查
   C. 食管 MRI 检查
   D. 内镜检查与组织活检
   E. 食管超声内镜检查
   F. 食管黏膜脱落细胞检查

8. 电子内镜示距门齿 33cm 处有一 1cm × 2cm 溃疡，活检示高分化鳞癌，首选的治疗是（　）。
   A. 保守治疗
   B. 放疗
   C. 化疗
   D. 内镜治疗
   E. 综合治疗

（9~12 题共用题干）

男性，66 岁，冠心病史 10 余年，冠状动脉造影检查后出现恶心、食欲缺乏。尿量 350ml/24h，BP 140/80mmHg，血红蛋白 118g/L，血尿素氮 22mmol/L，肌酐 230μmol/L。

9. 患者最可能的诊断是（　）。
   A. 急性肾盂肾炎
   B. 急进性肾小球肾炎
   C. 急性肾衰竭（少尿期）

D. 急性间质性肾炎
E. 恶性高血压
F. 慢性肾衰竭晚期

10. 导致患者肾脏损伤最可能的原因是（ ）。
A. 肾缺血导致肾小管坏死
B. 肾中毒导致肾小管坏死
C. 肾血栓
D. 肾皮质坏死
E. 肾脓肿
F. 心排血量减少
G. 有效血容量减少
H. 肾结石

11. 若病情继续发展，患者可能出现哪些临床表现（ ）。
A. 严重贫血
B. 水、电解质和酸碱平衡紊乱
C. 血肌酐和尿素氮继续升高
D. 肾性骨营养不良症
E. 全身各系统并发症
F. 少尿持续 1~2 周
G. 后期尿量可能达到每日 3000~5000ml

12. 患者出现哪种情况时需立即行血液透析治疗（ ）。
A. 持续呕吐
B. 少尿超过 2 天
C. 急性脑水肿
D. 急性肺水肿
E. 动脉血气分析 pH <7. 20
F. 血肌酐 >442μmol/L
G. 血钾 >6. 5mmol/L
H. HCO_3^- <10mmol/L
I. 血尿素氮 >28mmol/L

（13~15 题共用题干）

女性，43 岁，接触性出血 1 个月余，白带恶臭。妇科检查：宫颈二度糜烂，前唇有 6cm 的质脆赘生物，易出血，子宫正常大，三合诊（-）。

13. 患者最可能的诊断是（ ）。
A. 子宫颈息肉
B. 子宫颈结核
C. 子宫颈癌
D. 子宫内膜异位症
E. 宫颈绒癌
F. 子宫肌瘤

14. 对确定诊断最有意义的检查方法是（ ）。
A. 宫颈刮片细胞学检查
B. 阴道镜检查
C. 氮激光肿瘤固有荧光检查
D. 宫颈活检
E. 妇科 B 超

15. 对患者正确的治疗方法是（ ）。
A. 宫颈锥切
B. 全子宫切除术
C. 次广泛子宫切除术 + 盆腔淋巴结切除术
D. 广泛性子宫切除术 + 盆腔淋巴结切除术

（16~22 题共用题干）

男性，5 个月，因发热、气促 3 天、加重 1 天入院。患儿 3 天前无明显诱因下出现发热，体温 39. 5℃，伴轻咳，气促，唇周发绀，无寒战，无抽搐，曾在外院予青霉素、头孢噻肟钠抗感染等治疗，昨天热稍退，体温 38℃，但气促、发绀明显加重，伴呼气性呻吟，故来我院就诊。起病以来，精神困倦，烦躁，睡眠差，食欲缺乏，间有腹胀，无呕吐，粪便黄烂，1~2 次/日，量少，无脓血黏液，尿少。个人史：足月，在家产，出生体重不详，混合喂养，未预防接种。过去史、家族史无特殊。查体：T 38℃，P200 次/分，R60 次/分，BP67.5/37.5mmHg，体重 4.5kg，神清，烦躁不安，颜面唇周发绀，前囟 1.5cm×1.5cm，平软，气管稍偏右，呼气性呻吟，鼻翼扇动，三凹征（+），左侧胸廓较膨隆，左语语颤减弱，叩诊鼓音，左侧呼吸音明显减弱，右侧呼吸音粗，较多细小湿啰音，心率 200 次/分，律齐，第一心音低钝，未闻杂音，腹稍胀，肝增大至右肋下 4cm，质中，脾未触及。

16. 对患者首先需要做的处理是（　）。
   A. 吸氧
   B. 体格检查
   C. 拍 X 线胸片
   D. 静脉输液
   E. 静注抗生素
   F. 退热对症处理

17. 患者最可能的诊断是（　）。
   A. 支气管哮喘
   B. 重症肺炎
   C. 毛细支气管炎
   D. 金黄色葡萄球菌肺炎
   E. 支气管异物

18. 对患者急需做的辅助检查是（　）。
   A. X 线胸片
   B. 肝功能检查
   C. 肺功能检查
   D. 电解质检查
   E. 血气分析

19. X 线胸片示：左肺野中外带透亮度增加，其内未见肺纹理，气管及纵隔向右移位，右肺野纹理增粗，伴有小点片状模糊密影，左肋膈角变钝，心胸比例 0.62。可考虑的诊断是（　）。
   A. 支气管肺炎
   B. 气管异物
   C. 肺大疱
   D. 肺结核
   E. 气胸
   F. 胸腔积液

20. 需要鉴别的疾病有（　）。
   A. 先天性心脏病
   B. 呼吸衰竭
   C. 心肌炎
   D. 心力衰竭
   E. 抗利尿激素异常分泌综合征

21. 血气分析：pH 7.28，PaO_2 45mmHg，$PaCO_2$ 34.5mmHg，HCO_3^- 17.5mmol/L，BE－5.3mmol/L，SpO_2 80%。可考虑（　）。
   A. 代谢性酸中毒
   B. 低氧血症，代谢性酸中毒
   C. 无呼吸衰竭
   D. 呼吸衰竭（Ⅰ型），代谢性酸中毒
   E. 呼吸衰竭（Ⅱ型）
   F. 呼吸衰竭（Ⅱ型），代谢性酸中毒

22. 具备以下哪几项表现可诊断为心力衰竭（　）。
   A. 突然烦躁不安，明显发绀，面色苍白或发灰
   B. 心率突然＞180 次/分
   C. 呼吸突然＞60 次/分
   D. 肝脏进行性增大
   E. 心音低钝，奔马律，颈静脉怒张
   F. 尿少或无尿，颜面眼睑或双下肢水肿

（23~26 题共用题干）

男性，38 岁，因多饮、多食伴消瘦 3

个月来院治疗，3 个月内体重减轻 10kg，无明显口渴、多尿、心悸、发热等症状。

23. 患者可能的诊断是（ ）。
A. 糖尿病
B. 食管癌
C. 胃癌
D. 重症肝炎
E. 甲状腺功能亢进

24. 辅助检查：FT_3、FT_4和 TSH 正常，胸部 X 线片未见明显异常，生化提示，空腹血糖 8.3mmol/L。下列对于疾病的诊断、病情评估和指导治疗有必要的检查是（ ）。
A. 肝功能
B. 尿微量清蛋白
C. 足背动脉搏动
D. 眼底检查
E. 肌电图检查

25. 若患者身高 160cm，体重 75kg，空腹血糖 8.3mmol/L，早餐后 2 小时血糖 11.9mmol/L，尿微量清蛋白排泄率为每分钟 15μg。下列治疗方案可以考虑选用（ ）。
A. 单用饮食治疗
B. 饮食联用运动治疗
C. 在饮食、运动的基础上单用磺脲类药物
D. 在饮食、运动的基础上单用双胍类药物
E. 在饮食、运动的基础上联用磺脲类和双胍类药物

26. 下列指标或检查有必要每年复查 1 次的是（ ）。
A. 高密度脂蛋白胆固醇
B. 低密度脂蛋白胆固醇
C. 中密度脂蛋白胆固醇
D. 总胆固醇
E. 三酰甘油
F. 尿微量清蛋白/尿肌酐
G. 眼底检查

（27~32 题共用题干）

女性，18 个月，因腹泻 1 天来院就诊。患儿昨日午睡时腹部受寒，当晚出现腹泻，伴阵发性腹痛，排便后腹痛可缓解，腹泻共 4 次，起初为糊状便，后为黄色水样便，无发热、呕吐，食欲稍差。查体：血压 110/70mmHg，精神稍差，皮肤弹性尚可，心率 80 次/分，心律齐，肺（-），腹软，无压痛，肝脾肋下未触及，肠鸣音 8 次/分。

27. 全科医师考虑患儿为非感染性腹泻，以下关于预防脱水的家庭指导正确的是（ ）。
A. 每次稀便后补充液体 50ml
B. 从腹泻开始给口服足够的液体以预防脱水
C. 每次稀便后补充一定量的液体直到腹泻停止
D. 母乳喂养儿继续母乳喂养，并且增加喂养的频次及延长单次喂养的时间
E. 混合喂养的婴儿应在母乳喂养基础上给予 ORS 或其他清洁饮用水
F. 人工喂养儿选择 ORS 或食物补液如汤汁、米汤水和酸乳饮品或清洁饮用水

28. 关于 WHO 推荐的新口服补液盐（ORS）配方和组成，以下叙述正确的是（ ）。
A. 新 ORS 为“低渗”
B. 钠 75mmol/L
C. 氯 65mmol/L
D. 葡萄糖 75mmol/L

E. 钾 20mmol/L
F. 柠檬酸 10mmol/L
G. 渗透压 345mmol/L

29. 关于口服补液，叙述正确的是（　）。
A. 少量多次
B. 用于腹泻时脱水的预防
C. 用于治疗轻中度脱水
D. WHO 推荐的是口服补液盐（ORS）
E. 补液最初 8 小时 ORS 用量（ml）=（50~75ml）×体重（kg）
F. 若病情加重，脱水无好转，随时改用静脉补液

30. 患儿在家庭治疗期间出现哪些情况需要及时送医院治疗（　）。
A. 排便次数多或腹泻量大
B. 不能正常饮食
C. 频繁呕吐、无法口服给药
D. 发热（3 个月内的婴儿体温 >38℃，3~36 个月幼儿体温 >39℃）
E. 明显口渴，有脱水体征
F. 神志改变，如易激惹、淡漠、嗜睡等
G. 粪便带血
H. 病情未好转

31. 在社区治疗期间出现哪些情况需要及时转诊上级医院（　）。
A. 全身感染中毒症状重，出现感染性休克
B. 并发心肌炎、脑炎
C. 病程超过 2 周
D. 经一般治疗无效
E. 疑似中毒型细菌性痢疾

32. 全科医师如何向患儿家属进行预防腹泻的宣教（　）。
A. 提倡母乳喂养
B. 发现腹泻患儿和带菌者要隔离治疗，粪便应消毒处理
C. 注意饮水和饮食卫生
D. 培养儿童卫生习惯，饭前便后洗手
E. 注意气候变化时的护理，避免过热或受凉
F. 避免长期滥用广谱抗生素

（33~37 题共用题干）

女性，27 岁，月经规律，结婚 2 年未孕，因停经 49 天，无诱因阴道出血 1 天来院就诊。出血少于月经量，无腹痛。

33. 患者首先应做的检查是（　）。
A. 尿妊娠试验
B. 血 hCG/P
C. B 超了解宫内、宫外情况
D. 诊刮术
E. 输卵管通液术

34. 如 B 超提示妊娠符合孕周，有胎心，应诊断为（　）。
A. 先兆流产
B. 难免流产
C. 不全流产
D. 稽留流产
E. 流产感染
F. 习惯性流产
G. 异位妊娠
H. 葡萄胎

35. 一旦确诊，应做哪些处理（　）。
A. 静滴止血药物
B. 卧床休息，禁止性生活
C. 继续观察，不用任何药物
D. 口服维生素 E 及叶酸
E. 肌注黄体酮保胎治疗
F. 静滴硫酸镁抑制宫缩
G. 口服抗炎药物预防感染

36. 1周后复查B超胎心消失，阴道出血量增多，正确的诊断是（　）。
A. 异位妊娠
B. 习惯性流产
C. 难免流产
D. 不全流产
E. 流产感染
F. 稽留流产

37. 进一步处理正确的是（　）。
A. 继续保胎治疗
B. 绝对卧床休息
C. 继续观察，不用任何药物
D. 口服沙丁胺醇
E. 静滴止血药物
F. 静滴缩宫素引产
G. 立即行吸刮宫术

（38~41 题共用题干）

男性，55岁，平日嗜烟酒及肥甘厚味。现症见：咳嗽气粗，痰多、质黄稠，胸胁胀满，面赤身热，口干咽痛，粪便干，舌质红，苔黄腻，脉滑数。

38. 该患者的中医诊断为（　）。
A. 感冒
B. 咳嗽
C. 肺胀
D. 肺痨
E. 胁痛

39. 患者此病证型属于（　）。
A. 风寒袭肺
B. 风热犯肺
C. 痰湿蕴肺
D. 痰热郁肺
E. 肺阴亏耗
F. 肝火犯肺

40. 患者宜采用的治疗方法是（　）。
A. 利水
B. 止咳
C. 清肺
D. 润肺
E. 祛风
F. 化痰

41. 患者可选用的成药是（　）。
A. 鹭鸶咳丸
B. 通宣理肺丸
C. 养阴清肺膏
D. 百合固金丸
E. 清金止咳化痰丸

（42~45 题共用题干）

女性，32岁，科研人员，博士学位。1个月前因科研课题问题与领导发生冲突，领导让她写检查，并说她想法幼稚，而患者认为自己的主张没有错，不想写检查。以前也曾经有过类似事情。她觉得领导太霸道，自己无法与之相处，又无解决办法。同事都劝她不要和领导较真。患者心情烦躁，情绪较为低落，经常失眠、头痛，注意力无法集中，食欲缺乏，无心工作，不想上班。

成长经历：出身于军人家庭，性格内向，从小懂事，聪明好学，做事追求完美。毕业时因成绩优异被科研机构选中。

42. 患者的情绪症状主要为（　）。
A. 退缩
B. 强迫
C. 抑郁
D. 恐惧
E. 回避

43. 患者躯体方面的主要症状包括（　）。
A. 情绪低落

B. 失眠、头痛
C. 心情烦躁
D. 无精打采
E. 注意力无法集中

44. 对该患者恰当的心理测验是（　）。
A. 心理适应量表（BDI）
B. 生活事件量表（LES）
C. 抑郁自评量表（SDS）
D. 联合型瑞文测验（CRT）
E. 汉密顿抑郁量表（HAMD）

45. 引发该患者问题的现实刺激是（　）。
A. 不想上班
B. 觉得领导太霸道
C. 领导让写检查
D. 认知问题
E. 性格问题

参考答案

一、单选题

1. C	2. A	3. D	4. C	5. E	6. B	7. C	8. E	9. C	10. A
11. B	12. D	13. A	14. E	15. A	16. A	17. E	18. A	19. E	20. D
21. B	22. A	23. A	24. B	25. B	26. B	27. B	28. D	29. A	30. D
31. A	32. B	33. D	34. C	35. C					

二、多选题

1. ABCDE	2. ABCDE	3. AB	4. ABCDE	5. ABCD
6. ABCE	7. BCDE	8. ACDE	9. ABCE	10. ABCD
11. BCDE	12. ABCD	13. ABCD	14. ABDE	15. BE
16. ABD	17. ABCE	18. ABCD	19. BCD	20. ABCD

三、案例分析题

1. ABCDEFGH	2. A	3. ABCDEF	4. ACDEF	5. BDEF
6. BF	7. AD	8. A	9. C	10. B
11. BCEFG	12. ABCDEFGHI	13. C	14. D	15. D
16. A	17. BD	18. AE	19. AEF	20. ABCDE
21. D	22. ABCDE	23. AE	24. BCDE	25. BD
26. ABDEFG	27. BCDEF	28. ABCDEF	29. ABCDF	30. ABCDEFGH
31. ABCDE	32. ABCDEF	33. C	34. A	35. BDE
36. C	37. G	38. B	39. D	40. BCF
41. E	42. C	43. B	44. ABCE	45. C

高级卫生专业技术资格考试用书
全科医学模拟试卷（六）

中国协和医科大学出版社
北　京

模拟试卷（六）

一、单选题（以下每道考题有 5 个备选答案，请选择 1 个最佳答案）

1. 以家庭为单位的健康照顾是指（　）。
   A. 根据家庭居室的环境状况，提供健康相关指导服务
   B. 根据居家老年人的疾病状况，提供家庭病床服务
   C. 根据家庭生活周期的不同阶段，提供周全可预测性的服务
   D. 根据家庭成员是否有孕妇和婴幼儿，提供孕产妇和婴幼儿保健服务
   E. 根据家庭成员是否有传染病，提供传染病预防和控制的公共卫生服务

2. 周期性健康检查计划最理想的执行者是（　）。
   A. 全科医师
   B. 临床专科医师
   C. 卫生防疫人员
   D. 临床护理人员
   E. 社区护理人员

3. 虽然没有明显的疾病，但呈现体力下降、反应能力减退、适应能力下降等，这类人群属于（　）。
   A. 健康人群
   B. 高危人群
   C. 亚健康人群
   D. 重点保健人群
   E. 患者

4. 流行病学研究所指的群体是（　）。
   A. 只限于患者
   B. 只限于一个家庭
   C. 只限于非患者
   D. 一定范围内的人群
   E. 限于全人类

5. 人胚胎发育中对致畸物最敏感的阶段是受孕的（　）。
   A. 0~2 周
   B. 3~8 周
   C. 9~12 周
   D. 13~24 周
   E. 26~30 周

6. 控制混杂偏倚可采取的措施不包括（　）。
   A. 多因素分析方法
   B. 尽量选择新发病例
   C. 选择研究组后，根据研究组个体的特征选择对照组
   D. 在设计阶段，可采用限制研究对象特征的方法
   E. 资料分析阶段控制混杂因素采用分层分析的方法

7. 接诊一名急性胸痛患者，基层医师的首要任务是（　）。
   A. 详细问诊及查体
   B. 立刻行心电图检查
   C. 立即安排转诊
   D. 判断生命体征是否稳定
   E. 检测心肌坏死标志物

8. 区别急性与慢性白血病的主要依据是（　）。
   A. 病程长短

B. 血白细胞增加程度
C. 骨髓幼稚细胞的成熟程度
D. 有无肝、脾、淋巴结肿大
E. 血片中原始细胞比例

9. 男性，34 岁，心悸、气短 1 年。双下肢水肿 3 个月余。查体：BP 90/60mmHg，颈静脉怒张，心界向两侧扩大，第一心音减弱，心尖可闻及Ⅱ级收缩期风吹样杂音，双肺底可闻及湿啰音，肝大，双下肢水肿。心电图示左束支传导阻滞。患者最可能的诊断是（　）。
A. 扩张型心肌病
B. 二尖瓣脱垂
C. 心包积液
D. 急性左心衰竭
E. 冠心病

10. 急性化脓性中耳炎患者鼓膜穿孔后立即停用2%石炭酸甘油滴耳，这是由于石炭酸甘油（　）。
A. 对鼓室黏膜及鼓膜有腐蚀作用
B. 油剂不易经穿孔进入中耳
C. 仅有镇痛作用
D. 没有抗生素水溶液效果佳
E. 油剂不易清洗

11. 腹股沟直疝环的底边为（　）。
A. 腹股沟韧带
B. 耻骨梳韧带
C. 陷窝韧带
D. 腹壁下动脉
E. 腹直肌外侧缘

12. 严重吸气性呼吸困难最主要的特点是（　）。
A. 呼吸不规则
B. 发绀明显
C. 呼吸深而慢
D. 出现三凹征
E. 广泛哮鸣音

13. 休克缺血性缺氧期微循环灌流的特点是（　）。
A. 多灌少流，灌多于流
B. 少灌多流，灌少于流
C. 多灌多流，灌多于流
D. 少灌少流，灌少于流
E. 少灌少流，灌多于流

14. 前列腺增生时出现尿潴留，膀胱膨胀，尿液自尿道口溢出，称为（　）。
A. 急迫性尿失禁
B. 神经性尿失禁
C. 充溢性尿失禁
D. 痉挛性尿失禁
E. 无阻力性尿失禁

15. 下列毒物经肝脏代谢后毒性增强的是（　）。
A. 磷化锌
B. 氰化物
C. 阿司匹林
D. 对硫磷
E. 亚硝酸盐

16. 血性溢液最常见于（　）。
A. 乳腺结核
B. 急性乳腺炎
C. 乳腺囊性增生病
D. 正常月经期
E. 乳管内乳头状瘤

17. 以下不是肠易激综合征罗马Ⅲ诊断标准的是（　）。
A. 症状发生伴随排便次数改变

B. 症状在排便后改善
C. 症状发生伴随粪便性状改变
D. 缺乏可解释的形态学改变和生化异常
E. 病程一年以上且近半年每个月均存在腹部不适或腹痛

18. 对脑出血和脑梗死最有鉴别价值的辅助检查是（　）。
A. 脑 CT
B. TCD
C. DSA
D. MRA
E. 腰穿检查

19. 作用于血小板 ADP 受体的药物是（　）。
A. 氯吡格雷
B. 阿司匹林
C. 华法林
D. 双嘧达莫
E. 呋喃唑酮

20. 女性，22 岁，无明确诱因出现新鲜血便。查体：皮肤与黏膜可见成簇细小的呈鲜红色的毛细血管扩张，肝脾未触及。最可能的诊断是（　）。
A. 过敏性紫癜
B. 白血病
C. 流行性出血热
D. 血小板减少性紫癜
E. 遗传性毛细血管扩张症

21. 患者干咳少痰或痰黏难咳，口唇鼻咽干燥，便干溲少，此属于（　）。
A. 燥气伤肺
B. 肺热炽盛
C. 风热犯肺
D. 痰热壅肺
E. 肺阴亏虚

22. 以下不是支气管哮喘急性发作期主要特点的是（　）。
A. 喘息、咳嗽等突然发生，或原有症状急剧加重
B. 呼吸困难
C. 咳粉红色泡沫痰
D. 有接触变应原、刺激物或呼吸道感染等诱因
E. 呼气流量降低

23. 关于心悸伴心律失常，处理正确的是（　）。
A. 如房颤率 80 次/分，需用抗凝药物华法林
B. 窦性心动过速可常规用 β 受体阻滞剂
C. 三度房室传导阻滞需及时处理
D. 阵发性室上性心动过速均需药物治疗
E. 二度 Ⅰ 型房室传导阻滞应及时治疗

24. 弥漫浸润型胃癌内镜下表现与哪种疾病有相似之处（　）。
A. 胃黏膜巨大肥厚症
B. 慢性萎缩性胃炎
C. 疣状胃炎
D. 胃淋巴瘤
E. 嗜酸性胃炎

25. 体内摄取过量的磷、汞、砷、苯等化学物质引起鼻出血的原因是（　）。
A. 凝血障碍
B. 破坏造血系统
C. 血管损伤
D. 血小板异常
E. 内源性凝血酶原减少

26. 口腔黏膜病中发病率最高的是（　）。
A. 扁平苔藓
B. 放射性口炎
C. 复发性口腔溃疡
D. 白色念珠菌病
E. 创伤性溃疡

27. 创伤愈合的类型中，一期愈合是指（　）。
A. 无菌切口的愈合
B. 伤口无感染的愈合
C. 伤口无瘢痕的愈合
D. 虽无感染但是延期的愈合
E. 无感染且呈线状瘢痕的愈合

28. 慢性龈炎时牙龈的炎症表现为（　）。
A. 附着丧失
B. 牙龈粉红色
C. 牙龈质地坚韧
D. 牙齿松动
E. 探诊易出血

29. 关于基础免疫，叙述错误的是（　）。
A. 基础免疫是指人体初次接受某种疫苗全程足量的预防接种
B. 对1周岁内儿童的各种疫苗接种都属于基础免疫
C. 各种疫苗基础免疫的次数和剂量不同
D. 百白破疫苗的基础免疫需要2次
E. 卡介苗的基础免疫只需要1次

30. 临床上最容易引起嵌顿的疝是（　）。
A. 切口疝
B. 股疝
C. 腹股沟斜疝
D. 腹股沟直疝
E. 滑动性疝

31. 过敏性鼻炎属于哪一型的超敏反应（　）。
A. Ⅰ型超敏反应（速发型超敏反应）
B. Ⅱ型超敏反应（细胞毒性型超敏反应）
C. Ⅲ型超敏反应（免疫复合物介型超敏反应）
D. Ⅳ型超敏反应（迟发型超敏反应）
E. Ⅴ型超敏反应（迟发免疫复合体超敏反应）

32. 老年性阴道炎的发病原因是（　）。
A. 不注意卫生
B. 性生活过频
C. 孕激素水平低下导致阴道抵抗力下降
D. 雌激素水平低下导致阴道抵抗力下降
E. 老年人糖尿病发病率高导致阴道抵抗力下降

33. 男性，37岁，无明显诱因出现皮肤黏膜黄染伴瘙痒，无腹痛，无发热。查体：神志清楚，巩膜黄染，皮肤无出血，腹软，无压痛，肝脾未触及。下列检查支持原发性胆汁肝硬化诊断的是（　）。
A. 粪便黄色加深
B. 血清结合胆红素增加
C. 尿胆原增加
D. 血清碱性磷酸酶降低
E. 血清胆固醇降低

34. 原发性痛经的发病机制是（　）。
A. 雌激素含量升高
B. 孕激素含量升高
C. 雄激素含量升高
D. 前列腺素含量升高
E. 促性腺激素含量升高

35. 高血压患者的转诊原则与转诊指征不正确的是（　）。
A. 初诊患者：发现合并严重的靶器官损伤

B. 初诊患者：妊娠和哺乳期妇女

C. 随诊患者：经治疗血压不达标或波动大难以控制

D. 随诊患者：本人要求转诊

E. 药物治疗有明显的不良反应或出现高血压危象时均应转诊

二、多选题（以下每道考题有5个备选答案，每题至少有2个正确答案）

1. 初级卫生保健的特征是（ ）。
   A. 社会性
   B. 群众性
   C. 艰巨性
   D. 长期性
   E. 循环性

2. 下列描述符合儿童生长发育规律的是（ ）。
   A. 儿童的生长发育既有连续性又有阶段性
   B. 儿童体格生长的规律是年龄越小增长越快
   C. 生长发育遵循由下到上，由远到近的规律生长
   D. 个体间生长发育有一定的差异
   E. 脑的发育在生后前两年最快

3. 影响社区人群健康的环境因素可归纳为（ ）。
   A. 室内环境
   B. 室外环境
   C. 生态环境
   D. 物质环境
   E. 社会环境

4. 关于标准差与标准误的关系，以下叙述正确的是（ ）。
   A. 标准差反映抽样误差大小
   B. 标准误反映抽样误差大小
   C. 总体标准差增大时，总体标准误也增大
   D. 总体标准差一定时，增大样本例数会减小标准误
   E. 标准差的大小属于个体差异或自然变异，不能通过统计方法来控制

5. 轻度新生儿缺氧缺血性脑病的临床表现包括（ ）。
   A. 生后24小时内症状最明显
   B. 淡漠和激惹交替
   C. 肌张力低下
   D. 拥抱反射增强
   E. 自发性肌阵挛

6. 银屑病的分型包括（ ）。
   A. 寻常型
   B. 脓疱型
   C. 关节病型
   D. 红皮病型
   E. 全身型

7. 关于带状疱疹的病因及发病，下列叙述正确的有（ ）。
   A. 病原体为水痘–带状疱疹病毒
   B. 病毒经呼吸道黏膜侵入体内
   C. 病毒经破损的皮肤黏膜侵入体内
   D. 病毒侵入体内后潜伏于脊神经后根
   E. 机体免疫力下降时，潜伏的病毒再次活动，产生神经痛

8. 对下列疾病发热程度和热型的描述正确的是（ ）。
   A. 大叶性肺炎患者体温持续39℃以上，为稽留热

B. 支气管肺炎患者轻度咳嗽咳痰，体温最高 38.5℃，为不规则热
C. 间日疟疾患者隔日体温骤升至 39.2℃以上，伴寒战，为间歇热
D. 感染性心内膜炎患者体温最高 39.5℃，可自行下降至 37.4℃左右，为弛张热
E. 结核性胸膜炎患者每日午后体温 37.9℃，晨起体温正常，为波状热

9. 头痛的痛敏结构包括（ ）。
A. 头皮
B. 三叉神经
C. 硬脑膜
D. 脑组织
E. 头部血管

10. 急性胆囊炎的常见症状包括（ ）。
A. 右上腹痛
B. 右肩背痛
C. 脐周痛
D. 畏寒、高热
E. 恶心、呕吐

11. 下列疾病可引起心脏搏动增强的是（ ）。
A. 高血压
B. 甲状腺功能亢进症
C. 嗜铬细胞瘤
D. 扩张型心肌病
E. 贫血

12. 关于慢性肥厚性咽炎的病理描述错误的有（ ）。
A. 咽部黏膜慢性充血
B. 咽部黏膜充血肥厚，黏膜下有广泛的结缔组织及淋巴组织增生
C. 黏膜层及黏膜下层萎缩变薄
D. 咽后壁有痂皮附着
E. 咽部干燥，分泌减少

13. 基层全科医师诊断眩晕时应安排做哪些检查（ ）。
A. 听力检查
B. 颈动脉血管超声
C. 眼底检查
D. 心电图、脑电图
E. 脑 CT/MRI

14. 对溺水患者救治正确的是（ ）。
A. 迅速将患者移出水面
B. 清除口腔异物
C. 置患者于平卧位
D. 搬运中应注意有无头颈创伤
E. 转运中不应停止心肺复苏

15. 关于流感疫苗描述不正确的是（ ）。
A. 注射流感疫苗就不会感冒了
B. 注射流感疫苗就不会患流感了
C. 流感疫苗可降低流感的发病率和病死率，但不能减少肺炎的发生率和住院率
D. 流感疫苗既可降低流感的发病率和病死率，又能减少肺炎的发生率和住院率
E. 注射流感疫苗后就不会再患所有呼吸道疾病了

16. 敌百虫中毒时可用来洗胃的溶液是（ ）。
A. 饮用水
B. 温清水
C. 高锰酸钾溶液
D. 碳酸氢钠溶液
E. 生理盐水

17. 关于稳定型冠心病心绞痛的药物治疗原则正确的是（ ）。
A. 应用改善预后的药物：抗血小板聚集药、β 受体阻滞剂、ACEI
B. 应用改善预后的药物：抗血小板聚集

药、β受体阻滞剂、调脂药物、ACEI

C. 应用改善心绞痛症状药物：硝酸酯类药物、钙拮抗药、曲美他嗪

D. 应用改善心绞痛症状药物：β受体阻滞剂、硝酸酯类药物、钙拮抗药、曲美他嗪

E. 药物并生活方式干预，控制血压、血糖、血脂

18. 小儿肺炎的肺外并发症是（ ）。

A. 脑膜炎

B. 心内膜炎

C. 骨髓炎

D. 脓毒症

E. 溶血尿毒症综合征

19. 关于帕金森病，下列叙述不正确的是（ ）。

A. 脑脊液检查有诊断价值

B. MRI检查有特征性表现

C. 一经确诊首选左旋多巴治疗

D. 美多巴疗效优于左旋多巴

E. 服用左旋多巴出现周围性不良反应时立即停药

20. 易转变为大肠癌的息肉有（ ）。

A. 增生性息肉

B. 幼年性息肉

C. 腺瘤性息肉

D. 炎症性息肉

E. 家族性腺瘤性息肉

三、案例分析题（每个案例至少有3个提问，每个提问有多个备选答案，其中正确答案有1个或几个）

（1~3题共用题干）

男性，40岁，因突发腹中部疼痛伴血便3天入院。腹痛为阵发性，伴恶心、呕吐。呕吐物为胃内容物。患者近3个月腹痛反复发作，伴黏液血便。查体：消瘦、贫血貌，腹胀，无局限性压痛及肌紧张，右下腹可扪及9cm×8cm肿块，坚韧，轻压痛，活动度尚可，肠鸣音活跃。

1. 患者首选的检查是（ ）。

A. 立位腹部平片

B. 粪便涂片

C. 乙状结肠镜检查

D. 全消化道钡剂

E. 全结肠纤维结肠镜检查

2. 患者最可能的诊断是（ ）。

A. 直肠癌伴梗阻

B. 急性阑尾炎

C. 慢性肠套叠

D. 慢性痢疾致肉芽肿

E. 右半结肠癌

F. 结肠多发性腺瘤性息肉

3. 对患者较为妥当的处理是（ ）。

A. 给予哌替啶镇痛

B. 胃肠减压

C. 软皂水灌肠

D. 给予口服植物油

E. 给予空气灌肠

F. 按急诊作术前准备

（4~6题共用题干）

女性，36岁，以低热伴皮肤紫癜1周就诊。查体：全身浅表淋巴结肿大，脾肋下2cm可扪及，胸骨压痛。血红蛋白74g/L，白细胞23.6×10^9/L，血小板45×10^9/L，外周血见原始细胞（占6%），中、晚幼粒细胞占11%。

4. 患者可能的诊断是（　）。
A. 类白血病反应
B. 慢性粒细胞白血病
C. 慢性粒细胞白血病急变期
D. 慢性淋巴细胞白血病
E. 急性粒细胞白血病
F. 急性淋巴细胞白血病
G. 骨髓增生异常综合征

5. 为确定诊断，需要进一步检查的项目是（　）。
A. 细胞免疫表型
B. 细胞化学
C. 骨髓细胞形态学
D. 染色体核型分析

6. 检查结果显示：骨髓细胞形态学分类：原始细胞 58%；表达 CD33、CD117；NAP 积分 0.12、MPO（++）、α-NBE（-）；Ph 染色体（+）。据此，患者应诊断为（　）。
A. 类白血病反应
B. 慢性粒细胞白血病
C. 慢性粒细胞白血病急变期
D. 慢性淋巴细胞白血病
E. 急性粒细胞白血病
F. 急性淋巴细胞白血病
G. 骨髓增生异常综合征

（7~11 题共用题干）

女性，17 岁，头晕乏力半年，加重伴发热、鼻出血、皮肤紫癜 2 周。查体：舌尖可见血疱，双下肢可见淤斑，浅表淋巴结及肝脾未及，胸骨压痛阴性，血红蛋白 52g/L，白细胞 $2.0\times10^9/L$，中性粒细胞 0.24，淋巴细胞 0.75，嗜碱性粒细胞 0.01，血小板 $22\times10^9/L$，网织红细胞 0.001，胸部 X 线片示右下肺炎。

7. 为明确诊断，患者应先做的检查是（　）。
A. 骨髓常规检查
B. 溶血相关检查
C. 染色体检查
D. 骨髓常规和骨髓活检
E. 流式细胞学检查
F. 中性粒细胞碱性磷酸酶检查

8. 该患者骨髓增生低下，应进一步做的检查是（　）。
A. 换部位骨髓活检
B. 染色体检查
C. 细胞原位杂交检查
D. 溶血常规检查
E. 换部位骨髓活检和流式细胞学检查

9. 患者最可能的诊断是（　）。
A. 脾功能亢进
B. 再生障碍性贫血
C. 淋巴瘤
D. 慢性粒细胞白血病
E. 多发性骨髓瘤
F. 营养不良性贫血

10. 下列疾病表现为骨髓增生功能低下的是（　）。
A. 缺铁性贫血
B. 巨幼细胞性贫血
C. 再生障碍性贫血
D. 淋巴瘤
E. 溶血性贫血
F. 慢性病贫血

11. 下列疾病表现为网织红细胞减少的是（　）。
A. 巨幼细胞性贫血
B. 缺铁性贫血
C. 再生障碍性贫血

D. 慢性粒细胞白血病
E. 阵发性睡眠性血红蛋白尿
F. 药物相关性贫血

(12~15 题共用题干)

女性，69 岁，既往有胆囊结石病史，因上腹痛 4 小时由家属送诊。查体：意识淡漠，血压 90/50mmHg，右上腹部肌紧张。

12. 对患者正确的治疗措施是（　）。
A. 紧急完善术前准备，急诊手术
B. 紧急化验血常规、肝功、胰酶
C. 积极补液，抗休克治疗
D. 行腹部平片检查
E. 行床旁 B 超检查
F. 行腹部 CT 检查

13. 该患者可能的诊断是（　）。
A. 急性胆囊炎
B. 上消化道穿孔
C. 急性胆管炎
D. 急性胰腺炎
E. 急性胆源性胰腺炎
F. 肠系膜静脉血栓
G. 感染性休克

14. 如行急诊手术治疗，进入腹腔后应首先（　）。
A. 找到穿孔位置进行修补
B. 清除腹腔内渗出物
C. 切除胆囊
D. 切开胆总管
E. 探查胰腺是否坏死

15. 可采取的手术方式为（　）。
A. 胰腺切除
B. 胰、十二指肠切除
C. 胆囊切除
D. 肠切除吻合
E. 胆管切开取石、T 管引流

(16~18 题共用题干)

男性，52 岁，1 年前出现活动后气促、呼吸困难，近 1 个月出现心前区闷痛，伴有头晕，1 天前突然站立时出现晕厥。查体：心尖搏动向左下移位，胸骨右缘第 2 肋间可触及收缩期震颤，心界向左下扩大，心率 62 次/分，主动脉瓣听诊区可闻收缩期杂音(3/6 级)，响亮且粗糙，并向颈部传导。腹软，肝脾未扪及。双下肢无水肿。

16. 患者最可能的诊断是（　）。
A. 肺动脉瓣狭窄
B. 二尖瓣狭窄
C. 二尖瓣关闭不全
D. 主动脉瓣狭窄
E. 主动脉瓣关闭不全

17. 患者首先应做的检查是（　）。
A. 胸片
B. 心电图
C. 动态心电图
D. 超声心动图
E. 心导管检查

18. 正确的治疗措施有（　）。
A. 避免剧烈活动
B. 胸痛患者需做冠状动脉造影术
C. 大剂量使用利尿剂
D. 经皮穿刺导管球囊扩张成形术
E. 瓣膜置换术

(19~24 题共用题干)

女性，33 岁，发热、咽痛 3 天，体温最高 39℃，在门诊诊断“上呼吸道感染”。查血常规：RBC 4.8×10^{12}/L，WBC 14×10^{9}/L，N 0.86。予以阿莫西林及日夜百服宁治疗后热退至37.8℃左右，3天后患者出现四肢散在淤斑、出血点，躯干部未见皮疹。

19. 患者最可能的诊断是（　）。
    A. 药疹
    B. 风疹
    C. 病毒疹
    D. 猩红热
    E. 湿疹
    F. 荨麻疹

20. 该病的诊断可依据下列哪些特点（　）。
    A. 用药史
    B. 轻微瘙痒
    C. Koplik 斑
    D. 典型皮疹
    E. 无潜伏期
    F. 皮内试验阳性
    G. 有一定的出疹顺序
    H. 发热

21. 对患者正确的治疗措施是（　）。
    A. 炉甘石洗剂外用
    B. 立即停用阿莫西林
    C. 改用头孢拉定抗感染
    D. 继续服用日夜百服宁退热治疗
    E. 维生素 C 1~3g 加入 5% 葡萄糖注射液静脉滴注
    F. 氯雷他定 10mg 口服
    G. 10% 葡萄糖酸钙 10ml/d 缓慢静脉注射
    H. 甲泼尼龙每日 40mg 静脉滴注，共3天

22. 长期服用糖皮质激素可引起哪种类型的药疹（　）。
    A. 湿疹型
    B. 荨麻疹型
    C. 痤疮型
    D. 固定型
    E. 麻疹样型

23. 固定型药疹的好发部位是（　）。
    A. 口腔
    B. 四肢
    C. 躯干
    D. 头皮
    E. 皮肤黏膜交界处

24. 药疹的首要处理措施为（　）。
    A. 激素治疗
    B. 肾上腺素治疗
    C. 大量饮水
    D. 口服抗过敏药物
    E. 停用一切可疑致敏药物

（25~27 题共用题干）

女性，35岁，左中指指腹针刺伤3天后指尖有严重跳痛和压痛，指尖肿胀，体温37.8℃。

25. 患者最可能的诊断是（　）。
    A. 腱鞘炎
    B. 丹毒
    C. 脓性指头炎
    D. 甲下脓肿
    E. 甲沟炎

26. 该病比较严重的并发症是（　）。
    A. 化脓性腱鞘炎
    B. 鱼际间隙感染
    C. 淋巴管炎
    D. 急性淋巴结炎
    E. 指骨骨髓炎

27. 对患者应采取的治疗措施是（　）。
    A. 肌内注射青霉素
    B. 在指神经阻滞麻醉下行切开引流
    C. 在全麻下行切开引流

D. 使用解热镇痛药物，局部冷敷
E. 住院治疗，患手抬高并热敷，应用抗生素治疗

(28~31 题共用题干)

女性，32 岁，婚后 6 年未孕，痛经 3 年。平素月经规律，近 3 年出现经期腹痛，并呈进行性加重。配偶精液检查未见明显异常。妇科检查：外阴、阴道、宫颈未见异常；子宫后倾后屈位，大小正常，后壁颈峡部可及触痛性结节；右侧附件区可触及一囊肿，大小约 8cm×5cm，活动差。左侧附件未触及明显异常。

28. 引起患者不孕最可能的原因是（　）。
A. 输卵管阻塞
B. 内分泌因素
C. 子宫内膜异位症
D. 免疫因素
E. 排卵功能障碍

29. 为明确诊断，应进一步做的检查是（　）。
A. 腹腔镜检查
B. 超声检查
C. 血 CA125 测定
D. 内分泌检查
E. 输卵管碘油造影

30. 若超声提示右侧卵巢巧克力囊肿可能性大，应做的处理是（　）。
A. 保守手术，术后内分泌治疗
B. 根治术
C. 根治术，术后内分泌治疗
D. 药物治疗
E. 期待妊娠

31. 最佳的手术方案是（　）。
A. 经腹右侧附件切除术
B. 经腹右侧卵巢囊肿剥除术
C. 腹腔镜下右侧附件切除术
D. 腹腔镜下剥除右侧卵巢囊肿术
E. 腹腔镜下剥除右侧卵巢囊肿加输卵管通液术，术后内分泌治疗

(32~34 题共用题干)

女性，72 岁，心绞痛发作持续 3 小时，含硝酸甘油无效来院急诊。心电图示Ⅱ、Ⅲ、aVF 导联 ST 段呈弓背向上型抬高 6mm，V_1~V_3 导联 ST 段水平型压低 4mm，偶发室性期前收缩 1 次，拟诊急性心肌梗死入院。

32. 对患者正确的处理是（　）。
A. 溶栓治疗
B. 静脉注射吗啡
C. 静脉滴注利多卡因
D. 静脉滴注硝酸甘油

33. 2 小时后随访心电图，Ⅱ、Ⅲ、aVF 导联出现病理性 Q 波，心肌梗死部位考虑出现在（　）。
A. 前间隔
B. 后壁
C. 前壁
D. 下侧壁
E. 下壁

34. 10 小时后患者出现烦躁不安，血压 80/50mmHg，心率 45 次/分，无晕厥。ECG 示：三度房室传导阻滞，频发房性期前收缩，治疗应首选（　）。
A. 静脉滴注异丙基肾上腺素
B. 静脉滴注普罗帕酮
C. 应用升压药
D. 静脉滴注阿托品
E. 临时心脏起搏

(35~39 题共用题干)

女性，16 个月，咳嗽伴发热 3 天就诊。

患儿3天前受寒后出现发热，体温最高38.9℃，伴咳嗽、白痰、气促，无呕吐、腹泻。既往体质尚好，无反复呼吸道感染史。否认药物过敏史。查体：体温38.3℃，呼吸36次/分，神清，精神尚可，口唇无发绀，咽部红，双侧扁桃体Ⅰ度肿大，心率110次/分，心律齐，各瓣膜区未闻及病理性杂音，双肺呼吸音粗，右下肺可及固定的细湿啰音，腹平软，肝脾未及肿大。血常规示：白细胞$14.6\times10^9/L$，中性0.85，淋巴0.12，胸部X线片示右下肺斑片影。

35. 患儿最可能的诊断是（　）。
   A. 支气管肺炎
   B. 大叶性肺炎
   C. 支气管哮喘
   D. 衣原体肺炎
   E. 急性支气管炎
   F. 支气管异物

36. 患儿出现下列哪些情况时需要转诊至上级医院住院治疗（　）。
   A. 拒食
   B. 脱水征
   C. 鼻翼扇动
   D. 持续高热5天不退
   E. 呼吸急促，72次/分
   F. 发绀
   G. 三凹征
   H. 复查胸片病变进展

37. 患儿在住院治疗期间突然出现烦躁不安、口周发绀，呼吸70次/分，心率186次/分，心音低钝，双肺散在密集的细湿啰音，肝肿大于右肋下3cm。最可能诊断为支气管肺炎合并（　）。
   A. 呼吸衰竭
   B. 心力衰竭
   C. 中毒性肠麻痹
   D. 中毒性脑病
   E. 脓胸
   F. 上呼吸道梗阻

38. 对该患儿应采取的救治措施是（　）。
   A. 气管插管
   B. 吸氧
   C. 使用强心药
   D. 使用脱水药
   E. 穿刺抽脓液
   F. 使用呼吸兴奋药

39. 经过积极治疗，患儿病情逐渐好转，关于抗菌药物使用的疗程，以下叙述错误的是（　）。
   A. 用至全身症状明显改善
   B. 用至呼吸道症状完全消失
   C. 用至体温正常后3~5天
   D. 肺炎链球菌肺炎疗程7~10天
   E. 肺炎支原体肺炎疗程10~14天
   F. 耐甲氧西林金黄色葡萄球菌肺炎疗程21~28天

（40~42题共用题干）

女性，39岁，因发现一侧乳房无痛性肿块2个月余，乳头血性溢液10天就诊。查体：左侧乳房可扪及大小约3cm×3.5cm×2.0cm包块，质地较硬，活动度稍差，无压痛，挤压乳头时有血性液体溢出。

40. 患者首先应进行的检查是（　）。
   A. 胸部X线片
   B. 乳腺钼靶摄影
   C. 乳管内镜
   D. 乳腺超声
   E. 乳腺钼靶摄影+乳管内镜
   F. 肿瘤标志物

41. 关于乳腺钼靶摄影筛查的频次，正确的是（　）。
   A. 20~40岁女性每3年1次

B. 35~39 岁女性检查 1 次作基础
C. 40~49 岁女性每 1~2 年 1 次
D. ≥50 岁女性每年 1 次
E. 30 岁以上女性每年 1 次
F. 35~50 岁女性每 1~2 年检查 1 次

42. 乳腺癌的临床特征是（　）。
A. 无痛性肿块
B. 腋窝淋巴结肿大
C. 溢乳
D. 局部皮肤橘皮样改变
E. 包块活动度差
F. 周期性乳房胀痛

(43~45 题共用题干)

男性，32 岁，以头晕、乏力 1 年半就诊。查体：血压 160/100mmHg，无水肿。血红蛋白 80g/L，血尿素氮 15.5mmol/L，血肌酐 281μmol/L，CO_2-CP 22mmol/L。尿比重 1.014，尿蛋白（++），颗粒管型 0~2 个/HP。眼底检查：视网膜动脉狭窄、迂曲。

43. 患者可能的诊断是（　）。
A. 慢性肾小球肾炎
B. 肾性贫血
C. 原发性高血压
D. 肾性高血压
E. 慢性肾病Ⅳ期
F. 代谢性酸中毒

44. 为明确诊断，需要进行的辅助检查是（　）。
A. 肌酐清除率
B. 24 小时尿蛋白定量
C. 肾 B 超
D. 电解质、血气分析
E. 血钙、血磷、全段甲状旁腺激素
F. 便潜血试验

45. 对该患者的治疗不包括（　）。
A. 激素治疗
B. 纠正贫血
C. 优质低蛋白饮食
D. 积极控制血压
E. 免疫抑制药治疗
F. 碳酸氢钠纠正酸中毒

参考答案

一、单选题

1. C	2. A	3. C	4. D	5. B	6. B	7. D	8. C	9. A	10. A
11. A	12. D	13. D	14. C	15. D	16. E	17. E	18. A	19. A	20. E
21. A	22. C	23. C	24. D	25. B	26. C	27. B	28. E	29. D	30. B
31. A	32. D	33. B	34. D	35. D					

二、多选题

1. ABCD	2. ABDE	3. DE	4. BDE	5. ABDE
6. ABCD	7. ABDE	8. ABCD	9. ABCE	10. ABDE
11. ABCE	12. ACDE	13. ABCD	14. ABDE	15. ABCE
16. ABCE	17. BDE	18. ABCDE	19. ABCE	20. CE

三、案例分析题

1. A	2. E	3. B	4. BCEFG	5. ABCD
6. C	7. D	8. E	9. B	10. C
11. C	12. ABCE	13. ACDEFG	14. D	15. CE
16. D	17. D	18. ABDE	19. A	20. ADFG
21. ABEFG	22. C	23. E	24. E	25. C
26. E	27. B	28. C	29. BC	30. A
31. E	32. A	33. E	34. E	35. A
36. ABCDEFGH	37. B	38. BC	39. B	40. E
41. BCDF	42. ABCDE	43. ABDEF	44. ABCDEF	45. AE